DR. GUSTAVO RODRIGUES

PREFÁCIO DE PAULO VIEIRA, PhD

A SAÚDE DO CORAÇÃO NA ERA DA ALTA PERFORMANCE

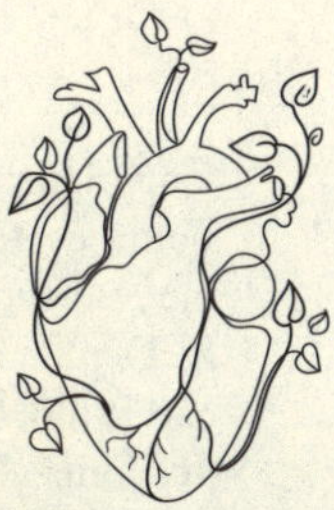

Descubra como a saúde cardiovascular pode transformar o seu desempenho hoje e garantir uma longevidade plena e ativa

Gente editora

Diretora
Rosely Boschini

Diretora Editorial
Joyce Moysés

Editora Sênior
Audrya de Oliveira

Assistente Editorial
Camila Gabarrão

Produção Gráfica
Leandro Kulaif

Preparação
Debora Capella

Capa
Caio Duarte Capri

Projeto Gráfico
Marcia Matos
Joyce Matos

Diagramação
Joyce Matos

Revisão
Andresa Vidal
Bianca Maria Moreira

Impressão
Bartira

CARO(A) LEITOR(A),
Queremos saber sua opinião sobre nossos livros.
Após a leitura, siga-nos no **linkedin.com/company/editora-gente**, no TikTok **@editoragente** e no Instagram **@editoragente**, e visite-nos no site **www.editoragente.com.br**.
Cadastre-se e contribua com sugestões, críticas ou elogios.

R. Dep. Lacerda Franco, 300 – Pinheiros
São Paulo, SP – CEP 05418-000
Telefone: (11) 3670-2500
Site: www.editoragente.com.br
E-mail: gente@editoragente.com.br

Dados Internacionais de Catalogação na Publicação (CIP)
Angélica Ilacqua CRB-8/7057

Rodrigues, Gustavo

A saúde do coração na era da alta performance : descubra como a saúde cardiovascular pode transformar o seu desempenho hoje e garantir uma longevidade plena e ativa / Gustavo Rodrigues. - São Paulo: Editora Gente, 2025.
176 p.

ISBN 978-65-5544-625-8

1. Saúde 2. Bem-estar 3. Coração – Saúde I. Título

25-2788 CDD 613

Índices para catálogo sistemático:
1. Saúde

NOTA DA PUBLISHER

Publicar este livro foi uma decisão tomada com o coração — e não poderia ser diferente. Ao conhecer o projeto do dr. Gustavo Rodrigues, percebi imediatamente que era um chamado para uma mudança de mentalidade e, principalmente, um movimento que entrega alta performance, longevidade com qualidade e, principalmente, que salva vidas.

Em um mundo onde corremos contra o tempo, negligenciar o cuidado com o nosso bem mais precioso, o coração, tem se tornado alarmantemente comum. É exatamente por querer transformar essa realidade que Gustavo nos mostra, com generosidade e clareza, como podemos sair dessa roda viva. Sabemos que prevenir é muito mais poderoso do que remediar, e cabe a cada um a decisão de viver com mais qualidade.

Com mais de 25 anos de experiência na medicina e incontáveis pacientes atendidos, Gustavo traz aqui não apenas os aprendizados da prática como médico, ele também compartilha as próprias escolhas que o permitiram enfrentar a herança genética de doenças cardíacas e tomar as rédeas da própria saúde. Ao unir Ciência e cuidado, ele mostra como todos nós podemos fazer o mesmo.

Este livro é um convite para abrir os olhos e agir agora. Ao virar cada página, o leitor vai entender os reais inimigos silenciosos do coração, aprenderá a identificá-los no dia a dia e descobrirá como escolhas simples podem afastar o medo de doenças que ceifam vidas prematuramente.

Ao apostar nesta publicação, quero, junto de Gustavo, entregar a cada leitor uma nova chance de conquistar anos de vida com saúde, autonomia e alta performance. Que cada decisão tomada após esta leitura fortaleça o seu coração para que você tenha energia e vitalidade para conquistar todos os seus objetivos e sonhos.

ROSELY BOSCHINI

CEO e Publisher da Editora Gente

Este livro é para as bilhões de pessoas que necessitam de informações sérias e robustas sobre como cuidar melhor da saúde do coração, para que possamos reduzir essa drástica estatística mundial de perdas humanas por doenças cardiovasculares.

AGRADECIMENTOS

Quero agradecer a Deus, em primeiro lugar, por me proporcionar tudo o que tenho na vida. E à minha família querida: à minha esposa, Ilana, por ser companheira e por compreender as horas de trabalho; e à minha filha, Maria Eduarda, que é a minha fonte de inspiração constante, leitora voraz, escritora e grande incentivadora do projeto.

Agradeço também aos meus mestres na jornada, que sempre me estimularam a ir atrás do conhecimento e me moldaram da melhor maneira para cuidar das pessoas que me procuram.

Logicamente, não poderia deixar de agradecer a todos os meus pacientes e alunos médicos, pois os meus estudos e o meu desenvolvimento se basearam neles. Primeiro, para cuidar melhor das pessoas que precisam da minha ajuda; em seguida, para treinar colegas médicos com a minha expertise, para que desenvolvam um trabalho sério, ético e responsável com os pacientes.

SUMÁRIO

PREFÁCIO

Amigo, amiga...

Deixe-me dizer uma verdade: existem três pilares para a alta performance humana, e eles são: corpo, mente e espírito. Se um deles falhar, toda a estrutura do indivíduo enfraquece.

De que adianta saber tudo sobre produtividade, ter um currículo invejável, uma vida cheia de compromissos e responsabilidades se o seu corpo está sobrecarregado, inflamado e gritando por socorro?

Tenho uma rotina intensa como esposo, pai, empresário, presidente da Febracis Escola de Negócios e treinador e palestrante nacional e internacional. Contudo, mesmo em meio à correria diária, não abro mão de ter uma rotina de treinos e uma alimentação saudável. Costumo dizer que o sucesso não acontece por acaso, e a coisa mais poderosa do mundo para alcançar o sucesso é a constância. É fazer o que precisa ser feito todos os dias.

Por isso, afirmo que este é um material importantíssimo para quem deseja viver e crescer com liberdade e autonomia ao longo de todas as fases da vida adulta. O dr. Gustavo Rodrigues entrega aqui uma visão atual e profundamente necessária sobre a saúde cardiovascular — e, mais do que isso, sobre como a vitalidade é o novo pré-requisito da alta performance. Ele está aqui para abrir os seus olhos! Ele vai te mostrar que os maiores riscos à sua vida não estão na correria do mundo, mas na maneira como você cuida (ou ignora) o seu corpo.

E mais: ele mostra que o coração, esse órgão do qual você provavelmente só se lembra quando sente dor, é o pilar da sua energia, da sua clareza mental e da sua força para viver.

Quer trabalhar com constância? Cuide do seu coração. Quer ser um pai, uma mãe presente? Cuide do seu coração. Quer chegar aos 80 anos com vitalidade e propósito? Cuide do seu coração.

O dr. Gustavo revela aquilo que poucos médicos têm coragem de dizer: check-up em dia não é garantia de nada. Neste livro, você vai entender o que realmente faz a diferença na hora de cuidar da sua saúde. Com uma base sólida na medicina preventiva e uma linguagem acessível, o Dr. Gustavo aponta os fatores que a maioria ignora: corpo sarado não é sinônimo de saúde. Mente estressada, sono bagunçado, hábitos desregulados... tudo isso intoxica o corpo – e sabota a sua performance de dentro para fora.

Eu costumo dizer que **a mente cria, o corpo sustenta e a ação realiza**. E é por isso que este livro é tão estratégico. Ele mostra como alinhar esses três bases fundamentais – corpo, mente e ação – a favor de uma vida plena, produtiva e com propósito.

Este livro é mais do que ciência. É um chamado à mudança. Não para quem quer viver mais, mas para quem quer viver *melhor*.

Leia com atenção. Substitua as desculpas pela decisão. Aja agora, antes que o seu corpo fale por você. Afinal, como eu sempre digo: **não se conquistam coisas novas com velhos hábitos. É necessário uma mudança de mentalidade.**

E essa transformação começa aqui, nesta leitura que você fará agora.

PAULO VIEIRA
PhD, autor best-seller e criador do Método CIS

INTRODUÇÃO: SAÚDE É ALTA PERFORMANCE

Você ficaria surpreso se eu dissesse que alguns cientistas já garantiram que quem vai viver até os 150 anos já nasceu?[1] Apesar de essa ser uma informação trazida à tona mais de dez anos atrás em relação ao momento em que escrevo este capítulo, e de essa informação já ter contrapontos importantes em relação aos avanços científicos na saúde,[2] a realidade brutal – e positiva! – é que podemos ainda estimar que estamos cada vez mais *perto* de chegarmos *mais longe* em termos de longevidade, aproximando-nos dos 130 anos como uma expectativa de vida não tão irreal quanto parece. Então, a pergunta que fica é: como gostaríamos de atingir essa idade?

---

1 CIENTISTAS garantem que pessoa que viverá até os 150 anos já nasceu. **G1**, 3 jan. 2013. Disponível em: https://g1.globo.com/fantastico/noticia/2013/01/cientistas-garantem-que-pessoa-que-vivera-ate-os-150-anos-ja-nasceu.html. Acesso em: 28 ago. 2024.

2 GOMES, M. T. Não, ainda não nasceu a criança que viverá 150 anos. **Época Negócios**, 15 jul. 2021. Disponível em: https://epocanegocios.globo.com/colunas/50-Vida-e-Trabalho/noticia/2021/07/nao-ainda-nao-nasceu-crianca-que-vivera-150-anos.html. Acesso em: 29 ago. 2024.

Pense comigo: existem duas possibilidades bem óbvias e distintas que podemos considerar. Se a expectativa de vida no Brasil hoje é de 76,6 anos, segundo dados do Instituto Brasileiro de Geografia e Estatística (IBGE),[3] vamos imaginar que a tendência é que isso aumente ao longo do século. Creio que o perfil das pessoas será dividido drasticamente pelo modo como vivem; ou seja, de um lado, haverá homens e mulheres de 80 ou 90 anos que, por terem cuidado da saúde, poderão ser independentes, viajar e aproveitar a vida com os netos; e, de outro, veremos homens e mulheres nessa mesma faixa etária passando a maior parte do tempo em hospitais, ao lado de médicos, dependentes de remédios, com marcapasso, precisando de hemodiálise e cirurgias e apenas sobrevivendo enquanto aguardam o fim.

Qual é a grande diferença entre esses dois perfis? Provavelmente, os últimos dez a quinze anos do segundo perfil serão muito sofridos: tristes, frustrantes e difíceis. Listas e listas de remédios que precisam ser comprados enquanto vivem longe da possibilidade de encontrar o conforto e o bem-estar, porque o autocuidado necessário em anos anteriores não aconteceu. Queremos isso conscientemente para a nossa vida? Com toda a certeza, não. Então, como escolhemos chegar nessa fase? Aqui está o grande dilema: querendo ou não, a resposta para essa pergunta está nas suas mãos. O que você escolhe?

UMA BREVE EXPLICAÇÃO

Em determinado momento, tive que tomar esta decisão também: escolher viver como se não me importasse com a minha saúde ou mudar o rumo das coisas e fazer diferente para que não caísse na

3 ARCOVERDE, L. IBGE: DF tem a maior expectativa de vida no Brasil em 2024. Entenda. **Metrópoles**, 22 ago. 2024. Disponível em: https://www.metropoles.com/distrito-federal/ibge-df-tem-a-maior-expectativa-de-vida-no-brasil-em-2024-entenda. Acesso em: 28 ago. 2024.

vala da "dependência genética", que explicarei daqui a pouco. Foi uma decisão difícil, mas necessária, e da qual não me arrependo por nenhum segundo. Mas a realidade é que sempre tive medo.

Tenho, na família, uma rica história de problemas do coração. Os meus dois avós tiveram que passar por cirurgias cardíacas; o meu pai usa um stent, um dispositivo de expansão cujo objetivo é tratar uma obstrução do fluxo sanguíneo; e essas questões sempre estiveram em meus pensamentos. Será que eu teria problemas no coração também, considerando a herança genética praticamente inevitável da minha família? Será que a minha vez demoraria para chegar?

Fato é que fiz a triagem dos meus genes há alguns anos e sei exatamente o que existe em meu DNA. Porém, depois de estudar em detalhes a cardiologia e aplicar tudo o que explicarei para você ao longo dos próximos capítulos, fiz uma tomografia – um exame de imagem de alta resolução que permite visualizar ossos, órgãos e até mesmo artérias – e descobri que, dentro da minha coronária, não há qualquer placa ou cálcio capaz de obstruir o meu fluxo sanguíneo. Hoje, posso afirmar que não tenho nenhuma doença obstrutiva do coração, apesar de toda a questão genética a que estou sujeito.

Para mim, esse feito era impossível. Achava que seria apenas uma questão de tempo até que eu precisasse me submeter a algum tipo de procedimento relacionado à minha saúde cardíaca. E por qual motivo estou contando isso? Até 2003, quando deciframos o genoma humano,[4] éramos "escravos" da genética; pensávamos que, se o seu pai ou a sua mãe tivesse alguma comorbidade importante, como diabetes ou problemas cardíacos, com praticamente 100% de

4 EVARISTO, B. História Hoje: sequenciamento do genoma humano completa 20 anos. **Agência Brasil**, 14 abr. 2023. Disponível em: https://agenciabrasil.ebc.com.br/radioagencia-nacional/geral/audio/2023-04/historia-hoje-sequenciamento-do-genoma-humano-completa-20-anos. Acesso em: 28 ago. 2024.

certeza você teria também. De lá para cá, após as descobertas em relação à genética e à epigenética, que nada mais é do que a área da ciência que estuda alterações hereditárias e se elas afetam ou não a nossa estrutura de genes quando submetidas a determinados contextos e ao meio ambiente, esse número de "dependência genética" caiu porque foi possível determinar que o ambiente também influencia o modo como somos afetados pela predisposição às doenças. Estamos falando de hábitos em geral, mudança de contextos, do que fazemos com o nosso corpo e como cuidamos da nossa saúde. Quer ideia mais poderosa do que essa?

Hoje sei que as minhas ações, a maneira como cuido da minha saúde, fizeram com que os meus genes de problemas cardíacos ficassem "adormecidos", para usar um termo de fácil entendimento para você. Sei que a minha mudança de hábitos, que aconteceu anos e anos atrás, fez com que a minha vida adulta fosse completamente diferente. E mais: é bem provável (apesar de o futuro ser incerto) que isso influencie também os meus 80 ou 90 anos. Porque uma coisa puxa a outra, e do mesmo modo que não adianta você se ausentar da academia durante o ano todo e tirar férias de uma semana para praticar atividade física todos os dias por doze horas achando que isso melhorará a sua saúde, também não adianta cuidar da saúde apenas por um período curto e achar que os resultados do bem-estar vão chegar. A matemática não fecha, é simples.

GIRO PELO TEMPO

Quando entrei no curso de Medicina, em 1995, ainda não tinha plena consciência de que seguiria o caminho da cardiologia. Foi apenas durante o terceiro ano da faculdade, quando fui ao Congresso Mundial de Cardiologia, no Rio de Janeiro, que encontrei essa paixão.

Ali, percebi que tinha descoberto o meu caminho e me apaixonei completamente pela área. Fiz residência médica nesse segmento por um ano, em Belo Horizonte, e foi um período muito rico porque estive ao lado de grandes nomes da cardiologia para aprender e reter conhecimento sobre o tema.

Após esse tempo em Minas Gerais, decidi voltar ao Rio de Janeiro e fazer a residência médica onde sempre sonhei, na Santa Casa da Misericórdia e no Hospital Pró-Cardíaco. Nesses lugares, tive o prazer de trabalhar e me tornar amigo de médicos de grande relevância nacional e internacional. Em seguida, fiz também residência em terapia intensiva e trabalhei em grandes unidades dessa área no Rio de Janeiro. Com isso, fui um dos médicos mais jovens a compor o quadro da unidade intensiva cirúrgica do Hospital Pró-Cardíaco, uma escola que me proporcionou aprendizados diversos.

Em 2008, mudei-me para Brasília em busca de novos ares e desafios. Entretanto, já sabia que queria seguir uma área diferente da cardiologia. Então, no início de 2009, fui convidado para coordenar toda a área de cardiologia de um hospital em Brasília, bem como uma unidade de terapia intensiva bem grande. Com essa mudança, a minha carreira mudou também. Trouxe catorze famílias de amigos para Brasília e iniciei uma nova jornada, atuando como médico cardiologista e intensivista especializado e ajudando muitas pessoas. Porém, apesar de fazer a diferença e oferecer para os meus pacientes o que existia de mais novo nessa área médica, percebi que algo ainda me chateava: não entendia por qual motivo alguns pacientes infartavam e morriam mesmo colocando em prática todos os pilares óbvios e necessários para que isso não acontecesse. Pensava: *O que pode estar acontecendo? O que será que existe de errado nisso? Será que estamos abarcando todas as possibilidades para a prevenção dos problemas do coração?* Um pouco mais tarde, eu descobri que não.

A medicina, tal qual é utilizada em sua imensa porcentagem, é uma área que trata a *doença,* ou seja, o médico olha para o paciente para ter cuidados apenas quando ele já está doente, com algum problema que precisa ser tratado. Isso me incomodava muito. Por qual motivo não poderíamos – ou não deveríamos – olhar para os pacientes em sentido preventivo? Por que não cuidar para que as pessoas não fiquem doentes em vez de aguardar que elas apresentem os sintomas dos problemas para propor tratamentos? Foi a partir dessas dúvidas que encontrei o caminho do meio, que gosto de chamar de *medicina preventiva,* quando fui apresentado ao dr. Ítalo Rachid, ginecologista por formação e um dos maiores nomes relacionados à ciência da longevidade atual.

Fiz cursos e especializações nessa área e implementei mudanças na minha clínica, em Brasília. Em outro curso que fiz sobre o assunto, lembro que fiquei tão perplexo com o que aprendi que passei uma semana inteira sem dormir. Logo em seguida, em 2015, entrei na pós-graduação do tema. Ao mesmo tempo em que estudava, também ajudei amigos, familiares e pacientes a construírem uma mudança de estilo de vida, com base nessa área da medicina, que visa prevenir doenças e olhar realmente para as causas dos problemas. Também dei aula em cursos de pós-graduação e, em determinado momento, passei a desenvolver um conceito, que chamo de *cardiologia metabólica,* cujo objetivo é dar suporte terapêutico e promover melhorias na função cardíaca por meio de cuidado e prevenção de doenças.

Em resumo, tenho mais de 25 anos de formação e estou nessa área há mais de dez anos. Costumo falar, inclusive, que não considero o meu trabalho algo pesado e difícil, muito pelo contrário. Para mim, é diversão. Vou à minha clínica todos os dias para me divertir e aproveitar, algo que se conectará em determinado momento com um dos fatores relacionados à prevenção de doenças: o cuidado com o estresse e outros sentimentos que podem promover estados inflamatórios. Mas esse assunto ficará para outro momento.

INDO ALÉM DO BEABÁ

Com essa apresentação e o início da nossa jornada, o que quero mostrar é que você está a um passo de distância de entender, efetivamente, o que precisa fazer para prevenir doenças e melhorar a sua saúde cardiovascular. E ainda: quero propor uma relação ganha-ganha. Ao mudar o seu estilo de vida com base no conhecimento adquirido e colocar em prática tudo o que mostrarei, os benefícios não serão restritos à sua saúde cardíaca; o seu sistema como um todo melhorará. O seu corpo sofrerá alterações positivas, e a prevenção de doenças deixará de acontecer só no âmbito cardíaco; passará a ser uma realidade em todas as outras áreas. Até porque, mesmo que o ser humano tenha sido "fatiado" em subdivisões e especialidades, a verdade é que somos um só, e mudanças promovem resultados positivos para todo o nosso corpo.

Então, é possível que você tenha caído aqui de paraquedas porque gosta de estudar o assunto e quer saber o que há de mais novo na área, mas é possível também que tenha comprado este livro porque se preocupa com o seu coração, tem uma história familiar importante de problemas cardíacos e deseja descobrir o que pode fazer de diferente nesse sentido. Ainda, talvez você já tenha apresentado algum tipo de problema no coração, tenha passado por um procedimento e decidiu mudar. Também pode ser que esteja aqui para estudar e ajudar um amigo, um parente, alguém querido que está precisando de um choque de realidade. Outra opção é que você esteja guiado pelo medo, por ter perdido um amigo ou familiar próximo que morreu "do coração". E veja que aqui incluo homens e mulheres, nas mais variadas idades, porque doenças cardíacas, apesar de apresentarem prevalência masculina até certa idade, não distinguem gênero se não cuidarmos adequadamente de todos os fatores que abordaremos.

Assim, entre essas e tantas outras possibilidades, o meu objetivo é mostrar o quanto você está certo em decidir mudar. Eu, você e a grande maioria das pessoas já sabemos o básico: para não ter problemas no coração, é preciso controlar a pressão arterial, o colesterol, a diabetes, não fumar, evitar o sobrepeso e praticar atividades físicas. Esse é o beabá básico da prevenção de doenças. Mas e o resto? Será que só isso basta? Será que estamos apontando os nossos canhões para os fatores certos e totalmente eficientes no quesito prevenção? É sobre isso que falaremos.

Nos próximos capítulos, ficará claro que precisamos cuidar de outros elementos para prevenir doenças do coração – e ter uma melhora geral na saúde. Veremos o conceito de *inflamação crônica subclínica*, algo que muda completamente o jogo quando o assunto é saúde e longevidade, mas também passaremos por temas e fatores que desencadeiam doenças, alterações causadas pelo estresse e o poder do sono e do movimento na prevenção de doenças cardiovasculares. Alguns termos podem até parecer esquisitos para você inicialmente, mas não se preocupe, explicarei cada um deles no momento certo, e ficará muito nítido o que é preciso para mudar e cuidar desses pilares.

O que quero, portanto, é que você passe a cuidar do seu coração – e da sua saúde como um todo – para que tenha alta performance. Vivemos em um mundo acelerado, incerto e exigente. Em meio a esse cenário, a busca por alta performance se tornou uma necessidade não apenas no trabalho, mas em todas as áreas da vida. As pessoas compram livros, fazem cursos e consomem conteúdo com foco em aperfeiçoamento, mas, no fundo, o que realmente querem é performar melhor. Desejam mais energia, mais clareza e mais resultados. Querem fazer acontecer.

No entanto, a realidade é que muitos não conseguem atingir esse nível de desempenho porque estão negligenciando a base: a saúde. E não qualquer saúde: a saúde do coração. Sem um coração saudável, não há energia, foco ou consistência. Sem saúde, não há performance. Alta performance não é só uma questão de técnicas, produtividade ou mentalidade. É, antes de tudo, ter um corpo que sustente as suas ambições. É ter saúde suficiente para viver em alta frequência.

Por isso, escolher cuidar da saúde do coração é uma vantagem competitiva. Quem entende isso e age nessa direção ganha força para brilhar em qualquer esfera da vida – pessoal, profissional e emocional. A sua saúde é o seu maior ativo, e saber cuidar dela é o primeiro passo para conquistar tudo o que você deseja.

Essa é a mudança que preciso que você faça; uma mudança completa na sua vida, assim como já fiz com incontáveis pacientes. Em determinado momento, recebi um homem de aproximadamente 45 anos que entrou apavorado na minha sala. O motivo: o seu pai, antes dos 50, havia infartado e perdido a vida. Postergou essa preocupação até quando conseguiu, mas, diante do primeiro desconforto no peito que sentiu, correu para a emergência. Com a tomografia, ele descobriu que tinha obstruções na coronária. E agora? Por isso estava apavorado; sabia que precisava mudar. E foi isso o que ele fez. Com a compreensão dos mecanismos da doença, a melhora do estilo de vida e correções de fatores de risco antes negligenciados, alteramos o curso da doença no seu sistema. Ou seja, agimos em cima dos mecanismos da doença para que ela fosse estabilizada.

É hora de aprender a se cuidar. É hora de parar de delegar o cuidado total e completo da sua saúde apenas aos hospitais, médicos e remédios. É hora de assumir um papel de protagonista no seu bem-estar, afinal *saúde é legado*, e o que você decide hoje mudará completamente a qualidade dos seus anos de vida ao chegar na velhice. É possível mudar a saúde cardíaca no mundo, e eu acredito muito nisso. Para tornar essa máxima uma realidade, precisamos ter mais autorresponsabilidade e cuidar do maior bem que recebemos para a jornada na Terra: o nosso corpo. Acredito piamente que uma das grandes ferramentas desse processo é, sem dúvida, o *conhecimento*.

Imagine ganhar ou comprar uma Ferrari e abastecê-la com gasolina batizada. Você faria isso? Então, por que continua negligenciando o combustível que coloca no seu corpo? Por que continua negligenciando o funcionamento das suas células com hábitos nocivos a elas? Mais adiante, você verá que a minha proposta não tem a ver com extremismos e proibições totais, muito pelo contrário. Hoje já temos indícios e ferramentas suficientes para saber que o equilíbrio é tudo. Porém, para acordar para a mudança, é preciso que você entenda que, talvez, esteja colocando apenas combustível ruim na sua Ferrari, e isso a fará pifar em determinado momento.

Quem me conhece e já frequentou a minha clínica sabe de um hábito que tenho e gostaria de explicar aqui para ilustrar melhor meu argumento. Todas as vezes que recebo um novo paciente, pego uma das minhas ampulhetas de areia e coloco em cima da mesa da sala. Bem fina, limpa e cristalina, a areia começa a cair. Grão a grão, segundo a segundo. Essa passagem da areia representa o tempo da nossa vida. A única certeza que temos é de que essa areia continuará caindo. Então, como você prefere passar esse tempo? A decisão é sua. Ajudarei com o conhecimento e as ferramentas certas, mas, no fim das contas, se você não mudar e aplicar o que aprender aqui, tudo ficará igual. De nada adiantará o conhecimento.

Quando nos empoderamos por meio do conhecimento, conquistamos algo fundamental: autonomia. E é essa autonomia que nos permite enxergar com clareza o que realmente significa viver em alta performance – e como alcançá-la de modo sustentável.

Alta performance não é mais um privilégio de atletas ou executivos. Hoje, ela é uma exigência do mundo moderno. Está presente nas metas que traçamos, nas relações que construímos, nos projetos que queremos realizar. Até mesmo os nossos sonhos, para saírem do papel, exigem energia, foco, constância. E nada disso é possível sem uma base sólida: conhecimento e saúde caminhando juntos.

Assim, entender o funcionamento do seu corpo, principalmente do seu coração – o órgão que simboliza e sustenta a vida –, é o que vai permitir que você atue com mais potência em qualquer área. É o conhecimento aplicado que transforma intenções em ação, esforço em resultado. Nesse sentido, cuidar da saúde deixa de ser apenas um ato de bem-estar: torna-se uma estratégia de alta performance.

Saiba, portanto, que a vida é maravilhosa, e estamos aqui para vivê-la bem. Só você pode melhorar a saúde do seu coração! E o conhecimento é a maneira mais inteligente de cuidar da sua saúde e atingir a plena longevidade. Qual é a sua decisão?

CAPÍTULO 1

CRISE INVISÍVEL, DOENÇA SILENCIOSA

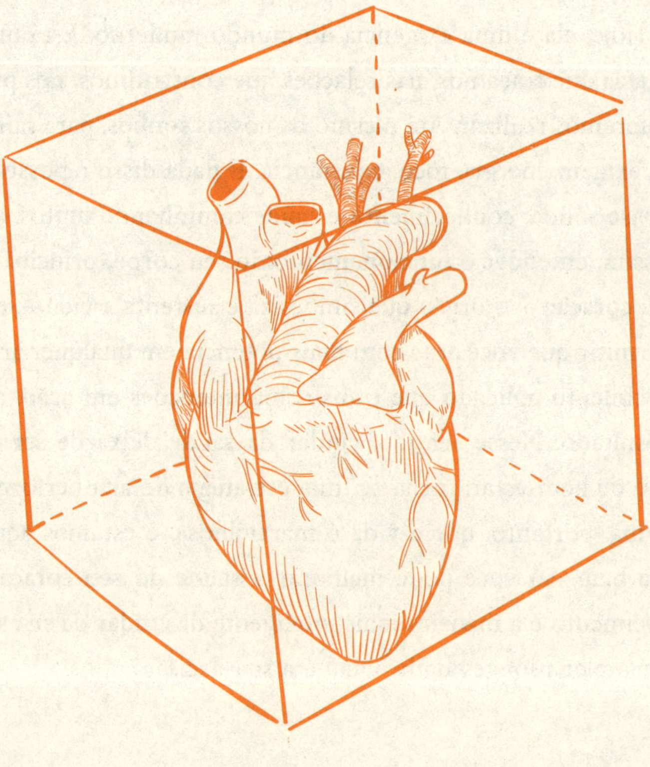

Talvez este capítulo seja um "susto" para você, sobretudo porque as doenças cardiovasculares muito provavelmente não são como você pode estar imaginando. E, por doenças cardiovasculares, refiro-me às condições que afetam o coração e os vasos sanguíneos, como a *doença coronariana*, que envolve o acúmulo de placa de gordura nas paredes das artérias – condição também conhecida como *aterosclerose* – e pode causar o infarto agudo do miocárdio, ou infarto do coração, que se dá quando o fluxo sanguíneo desse órgão é bloqueado; o quadro pode evoluir até mesmo para o óbito.

Dito isso, essas – e muitas outras – condições são conhecidas, primariamente, como doenças do coração, e no início usei o termo "susto" porque nem todos estão familiarizados com os dados mais comuns, a urgência do problema e o perfil de incidência. É muito mais preocupante do que imaginamos. É uma crise tão urgente e silenciosa que acontece de supetão, com as pessoas que menos imaginamos e onde menos esperamos; um exemplo recente se deu em maio de 2025, com uma paciente que atendi na parte da tarde no meu consultório.

Juntos, vamos imaginar o perfil e o que aconteceu: ela é uma juíza federal de 44 anos com um histórico familiar bem importante de problemas do coração e acidente vascular cerebral (AVC). Entrou no consultório com os olhos arregalados, e consegui ver claramente que estava apavorada, inconformada com o que estava acontecendo.

E por quê? Havia "nascido" uma placa de gordura na sua artéria carótida, que é o vaso sanguíneo que transporta o sangue rico em oxigênio do coração ao cérebro. Temos duas carótidas, uma de cada lado do pescoço, e, no caso dela, era a carótida esquerda que estava com a placa de gordura. Ao conversarmos, ela contou também que tem colesterol alto há muitos anos e está tomando os remédios prescritos pelo médico corretamente.

Com todas essas informações, pergunto a você: qual perfil você imaginou para a minha paciente? Como imagina que ela seja? Alta, baixa, com sobrepeso, sem sobrepeso, praticante de atividade física ou não? Fumante? Alimentação ruim ou não? Hipertensa ou não? É bem provável que tenha imaginado uma mulher com sobrepeso, fumante, alimentação ruim e nenhuma atividade física. Pasme: ela representa o exato oposto disso. É uma mulher com o peso ideal e ativa, pratica atividade física regularmente, tem uma boa alimentação, não é fumante, não é hipertensa, não é diabética, e a única questão mais importante é o colesterol alto, que a acompanha há anos e é tratado. Ou seja, dos problemas clássicos que envolvem as questões do coração, sobre os quais falaremos em mais detalhes no Capítulo 3, ela tem apenas um, plenamente controlado com medicações; é usuária de estatinas, medicações para baixar o colesterol. E foi assim que chegou para mim.

Para fechar a história, fiz a avaliação clínica e as solicitações de exames complementares, e ela seguirá em acompanhamento comigo a partir de agora, porém a dúvida que fica é: se ela não tem muitos fatores de risco clássicos – há apenas a elevação do colesterol, que está absolutamente normal com a medicação –, o que explica, então, essa placa de gordura? Pode ser difícil compreender no início, porém os fatores de risco mais comuns não são os únicos capazes de prejudicar a saúde do coração. Esse processo vai muito além. Existem muitos outros pontos que precisam ser cuidados, e é justamente por isso que vemos tantas pessoas saudáveis, novas, atletas, sem nenhum tipo de problema aparente, apresentarem doenças do coração e vasculares muito cedo.

Em outra análise, falamos que essa condição é uma *doença silenciosa*. Sabe por quê? Na maior parte das vezes, a doença evolui sem sintomas aparentes até que o dano maior já tenha acontecido. O coração, por ser um dos nossos órgãos mais eficientes, consegue compensar por um tempo considerável algumas disfunções antes de apresentar sinais de complicações e de que algo não está funcionando tão bem. Isso explica também por qual motivo algumas pessoas convivem com hipertensão por muito tempo sem ter um diagnóstico efetivo ou mesmo sintomas relacionados a esse problema, ou então pessoas que carregam placas de gordura no coração e acabam descobrindo apenas no momento do infarto. É claro que um checkup regular funciona em ambos os casos, mas o argumento aqui é para mostrar como esses *indícios silenciosos* fazem com que as doenças do coração sejam muito *perigosas*. No fim das contas, quando os sintomas são percebidos, pode ser tarde demais.

Além disso, por sintomas silenciosos, é possível fazer outra análise rápida: a vida moderna acaba nos fazendo ignorar alguns alertas iniciais. Se nota um cansaço exagerado que aparece de repente, a pessoa o atribui ao excesso de trabalho. Se sente uma falta de ar súbita enquanto sobe os degraus de uma escada, imagina que é o sedentarismo. Em ambos os exemplos, é possível que realmente não seja nada, mas também poderiam ser sintomas iniciais que são ignorados e fazem com que o problema permaneça não visto.

No entanto, perceba que a ideia de que "se não dói, não é grave" já não funciona mais. É perigoso. O coração pode até não nos avisar com um alarme alto que algo está errado, mas os dados estão aí para nos provar o contrário e reforçar a urgência desse problema. Vamos, então, aos números.

Segundo a Organização Pan-Americana da Saúde (OPAS/OMS), as doenças cardiovasculares "são a principal causa de morte no mundo: mais pessoas morrem anualmente por essas enfermidades do que por qualquer outra causa".[5] E os números são assustadores: 17,9 milhões de pessoas morreram em 2019 em decorrência das doenças do coração, representando 32% de todas as mortes globais, das quais 85% aconteceram a partir de ataque cardíaco e derrame. No Brasil, em 2022, cerca de 400 mil morreram em decorrência da doença.[6] Isso sem contar que mais de ¾ das mortes ocorrem em países em desenvolvimento, com baixa ou média renda, e dos 17 milhões de óbitos prematuros em pessoas com menos de 70 anos, ou seja, aqueles em que a morte foi causada por uma comorbidade não transmissível, 38% tiveram como causa problemas do coração.[7]

Depois, acompanhando mais de perto o que a Sociedade Brasileira de Cardiologia (SBC) fala, podemos ver que as doenças

5 ORGANIZAÇÃO PAN-AMERICANA DA SAÚDE. **Doenças cardiovasculares**. Disponível em: https://www.paho.org/pt/topicos/doencas-cardiovasculares. Acesso em: 15 nov. 2024.

6 BRASIL. Ministério da Saúde. **Cerca de 400 mil pessoas morreram em 2022 no Brasil por problemas cardiovasculares**. Disponível em: https://bvsms.saude.gov.br/cerca-de-400-mil-pessoas-morreram-em-2022-no-brasil-por-problemas-cardiovasculares. Acesso em: 23 maio 2025.

7 WORLD HEALTH ORGANIZATION. **Cardiovascular Diseases (CVDs)**, 11 jun. 2021. Disponível em: https://www.who.int/news-room/fact-sheets/detail/cardiovascular-diseases-(cvds). Acesso em: 10 nov. 2024.

cardíacas já são tratadas como uma *epidemia*, com um percentual de aumento importante não só no Brasil, mas também no mundo todo: "A Doença Arterial Coronariana (DAC) é a que ocupa o primeiro lugar no ranking das mais fatais no Brasil, seguida do AVC".[8]

Avançando um pouco mais e olhando agora o território nacional, notamos que 30% dos óbitos são causados por doenças cardiovasculares, o que representa aproximadamente 300 mil mortes por ano, fazendo com que estejamos em nono lugar em número de mortes cardíacas no mundo.[9] Dessa forma, podemos concluir que a doença cardiovascular está em ascensão em boa parte do mundo. E isso significa que continuamos tendo um aumento considerável de incidência na maior parte dos países, mas o perfil do paciente que sofre com essas questões nem sempre é o mais óbvio e estereotipado, assim como comentei no início do capítulo com a história da minha paciente que é juíza.

Esse problema está acontecendo com jovens e adultos, mulheres e homens, praticantes ou não de atividades físicas, fumantes ou não, com quem tem colesterol alto ou não, hipertensos ou não e por aí vai. Olhar para o óbvio já não é mais suficiente. Os fatores de risco clássicos são, sim, muito importantes; entretanto, não podem mais ser observados isoladamente. É preciso ir além.

---

8 ESTATÍSTICAS cardiovasculares 2023 apontam que mais de R$ 1 bilhão são gastos anualmente com procedimentos cardiovasculares no Brasil pelo SUS. **Portal da Sociedade Brasileira de Cardiologia**, 31 maio 2024. Disponível em: https://www.portal.cardiol.br/es/post/estatisticas-cardiovasculares-2023-apontam-que-mais-de-rs-1-bilhao-sao-gastos-anualmente-com-procedimentos-cardiovasculares-no-brasil-pelo-sus. Acesso em 26 jun. 2025.

9 DOENÇAS cardiovasculares são vistas como epidemia. **Portal da Sociedade Brasileira de Cardiologia**, 16 ago. 2024. Disponível em: https://www.portal.cardiol.br/es/estaduais/pe/post/doencas-cardiovasculares-sao-vistas-como-epidemia. Acesso em: 18 nov. 2024.

Colocar na conta do paciente que ele precisa tomar remédio para controlar o colesterol, a diabetes ou a hipertensão como ponto principal para cuidar da saúde do coração já não funciona mais. A rigor, você verá que não existe só um remédio, só um tratamento. Cuidar do coração envolve um conjunto de detalhes que passa por inúmeras questões que não podem ser ignoradas e precisam ser acompanhadas desde sempre, e falaremos sobre cada uma delas em seu devido momento. O objetivo aqui é estabelecer as bases de como tudo isso é urgente, até porque viver com medo de estar com uma placa no coração ou sofrer um infarto a qualquer momento é algo muito ruim.

Lembro perfeitamente do medo insuportável que senti quando fui fazer a tomografia computadorizada das artérias coronarianas para checar o meu coração. Comecei a contar essa história na introdução, mas aqui quero voltar a esse assunto, até porque é bem provável que você já tenha passado por algo parecido: primeiro, senti muito medo quando soube que carregava os mesmos genes que indicavam a predisposição às doenças do coração que os meus familiares. Depois, o segundo momento importante de medo foi ao fazer o exame para avaliar como estava, de fato, a minha condição.

No dia do exame, decidi ir sozinho. Havia marcado com antecedência e estava um tanto quanto apavorado, porém precisava passar por aquilo. Além do medo comum de receber o resultado, eu estava com muito medo porque sou alérgico a alguns remédios, como anti-inflamatórios e analgésicos, e nesse quadro era possível que eu fosse alérgico também ao iodo, um dos contrastes utilizados para melhorar a visualização das imagens geradas pela máquina de tomografia. Às 17 horas, entrei na ala de radiologia do hospital e vi que, no andar do exame, não havia absolutamente nenhum médico, apenas o profissional que me conduziria nesse processo.

Lembro-me de que me sentei na maca da máquina, olhei para os lados e pensei: *Preciso enfrentar isso*. Tinha medo de ter uma reação alérgica ao medicamento, medo do resultado do exame, que poderia confirmar que todos os meus esforços haviam sido em vão e eu tinha, sim, uma condição importante nos meus vasos sanguíneos, mas, ainda assim, precisava enfrentar. Se você já fez uma tomografia e tomou iodo, sabe que uma das primeiras sensações é um calor intenso pelo corpo todo, e aquilo me apavorou ainda mais. Saí de lá com as pernas bambas, mas deu tudo certo, e o resultado foi bom, sem nada com que eu precisasse me preocupar, ou seja, um exame rigorosamente normal.

Mesmo contra todos os indicativos, "adormeci" os meus genes dos problemas cardíacos, assim como comentei anteriormente. Você também pode fazer o mesmo, também pode "defervecer" o que talvez esteja acontecendo aí e não mais fazer parte das estatísticas preocupantes que citei nas últimas páginas.

Por isso, a principal reflexão é: considerando os dados alarmantes, que mostram que as doenças do coração são a principal causa de mortes do mundo, será que estamos mesmo apontando os nossos canhões para todos os fatores de risco? Será que estamos mirando as nossas armas para os alvos corretos? Se você está me acompanhando, já tem clareza de que não. Tem clareza de que existem outras questões a serem observadas.

E por quê? É simples! Está afetando a vida das pessoas. Todos os dias, pessoas morrem prematura e subitamente com doenças do coração, e muitos acham que apenas fazer o checkup anual ou tomar os remédios prescritos é suficiente para amenizar e controlar isso.

Na realidade, o processo de cuidado com a saúde é muito maior. Precisamos olhar para a saúde, não para a doença. Saúde é um legado, deve ser construída diariamente. E alta performance requer saúde. Se você deseja um presente e um futuro melhores, tem que me acompanhar a fim de apontar os canhões para o lugar certo.

Então, agora que você já entendeu a importância dos números e que isso é inegociável, reflita: quais ações você está tomando para assumir as rédeas da saúde cardiovascular? E da vida? Você está cuidando de si ou apenas vivendo enquanto o relógio faz tique-taque e você aguarda pacientemente o pior?

É hora de rever o cenário atual e os passos a serem dados. É hora de se mexer, aprender mais e poder tomar conta de si mesmo.

SAÚDE É UM LEGADO, DEVE SER CONSTRUÍDA DIARIAMENTE.

A SAÚDE DO CORAÇÃO NA ERA DA ALTA PERFORMANCE

@dr.gustavomrodrigues

CAPÍTULO 2

QUALQUER SEMELHANÇA COM A VIDA REAL NÃO É MERA COINCIDÊNCIA

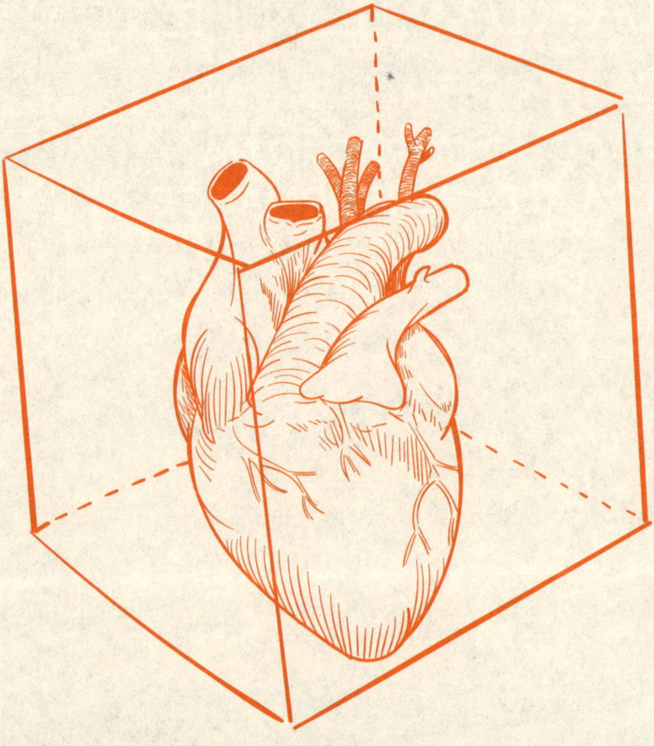

As doenças cardiovasculares estão muito mais perto do que se pode imaginar. Há quem considere estar isento do problema, presumindo que alguns bons hábitos impedem questões maiores, mas essa *não* é a realidade de boa parte das pessoas. É possível que surja algo *silencioso, inesperado, perigoso* e com o potencial de mudar tudo.

Então, eu pergunto: será que você está mesmo seguro? Será que as suas ações, hoje, têm potencial para tirá-lo completamente das estatísticas de quem sofre com problemas do coração? Será que só as medicações são suficientes para cuidar do todo? Ou será que você pode fazer mudanças ainda mais poderosas para cuidar melhor do seu coração e da sua saúde completa?

A seguir, contarei três histórias. São pessoas diferentes, uma mistura de casos reais que vi e ouvi ao longo dos meus 25 anos de profissão e que podem representar, em alguma medida, o que você está vivendo ou já viveu até agora. Se você se identificar, não se preocupe. É normal. Qualquer semelhança com a vida real não é mera coincidência.

A LINHA DE CHEGADA

Despertador toca. São 4 horas da manhã de mais um dia comum na vida do Sávio. Está frio lá fora, chuviscando, pequenas gotículas que caem rápida e ininterruptamente e o fazem pensar que será um pouco mais difícil sair de casa. Mas a disciplina fala mais alto! Sai do quarto de fininho para não acordar a esposa, passa pela porta do closet e ali se arruma tentando fazer o mínimo possível de barulho. Uma vez pronto, é hora de começar o dia.

Vai até a cozinha, prepara e toma o seu pré-treino, prescrito pelo nutricionista funcional, e logo depois segue em direção à garagem da casa para pegar a bicicleta. Sávio é triatleta e pratica atividades físicas de alto impacto há muitos anos com bastante constância e consistência.

Na rua, está frio e ainda escuro. Por isso, os primeiros dez minutos pedalando o fazem ter vontade de desistir e voltar para o seu edredom quentinho. Mas ele tem um compromisso consigo mesmo, então persiste. Sabe que, depois de algum tempo, essa sensação vai passar, e o bem-estar de ter mantido o foco será recompensador.

Trinta minutos depois, ele já está completamente aclimatado com o frio e a chuva, pensando apenas em como precisa estar preparado para a prova dos seus sonhos: um IronMan que acontecerá no Havaí em quarenta dias e será a viagem do ano da família. Pensar nisso faz com que ele se sinta muito ansioso para desafiar-se e vencer os seus limites.

Depois de 80 km pedalando, fim do treino. Agora as suas tarefas são tomar banho, se arrumar para o dia de trabalho e levar a filha de 5 anos à escola antes de chegar ao escritório. Faz isso, a manhã passa tranquila, e o almoço chega. Todos os dias, come muito rápido a comida saudável que leva para o trabalho, pois precisa praticar a segunda atividade física do dia durante o almoço. Hoje será natação, em um local que fica a duas quadras do trabalho e exigirá que ele nade 5 km antes de voltar às atividades.

No fim do expediente, às 17 horas, sai para buscar a pequena e ir para o último treino do dia. Antes dele, mais um lanche reforçado e, depois, uma corrida de 20 km ao entardecer para cumprir a sua meta. Fim do dia, sensação de completude. Tudo foi feito, os seus limites foram atingidos, e é hora de ficar com a família, de saber como foi o dia da esposa e de brincar com a filha, que está esperando ansiosa pelo seu momento com o pai.

Esse é só mais um dia na vida de Sávio, que está à espera do grande momento, da grande prova, do seu maior sonho. E o tempo passa. Já no Havaí, as câmeras do mundo todo estão focadas nos atletas que vão competir. São homens de ferro, de garra, realizando os seus sonhos. Sávio dedicou a sua vida e recebeu o apoio incondicional da família, com a esposa e a filha o aguardando na linha de chegada.

A prova de natação é fácil, ele está muito preparado. Depois, na transição para a bike, já se sente um pouco cansado e confuso, com sol bem forte em seu corpo, mas a vontade de seguir e completar o desafio é maior. Faz a hidratação e a suplementação para conseguir chegar ao fim, mas na reta final pedala em meditação, para não encarar o cansaço e a fadiga que aumentavam cada vez mais.

Com o fôlego hesitante e as pernas adormecidas, Sávio segue para a corrida. Já na largada, precisa passar pelos chuveiros gigantes disponibilizados para os atletas se refrescarem e resfriarem o corpo. Pensa em desistir, mas repete para si mesmo que comanda os seus pensamentos e vai vencer.

No fim da corrida, as pernas já não respondem mais, e surge uma falta de ar súbita. Os incômodos no corpo pioram e o peito dói muito. Ele dá mais dois passos e cai no chão. A assistência é rápida, logo chega e percebe uma taquicardia ventricular. O desfibrilador é usado, com as medidas iniciais sendo colocadas em prática para o resfriamento do atleta e cuidados de uma parada cardíaca. Depois de quarenta minutos, nada. Sávio não está mais entre nós... E, na linha de chegada, a sua esposa e a sua filha o esperam. Com a notícia, o mundo delas desaba.

No Brasil, o que mais se escuta de parentes e amigos segue exatamente esta linha: "Meu Deus, como isso foi acontecer com um atleta tão preparado? Ele não tinha nada. Sempre se cuidou. Como isso é possível? Mas não podemos nos esquecer de que o avô dele faleceu de infarto também".

E assim os questionamentos seguem, mas infelizmente perdemos um homem jovem, de 44 anos, triatleta, que parecia estar com tudo sob controle e tinha uma vida inteira pela frente.

A VIDA PRECISA MUDAR

Se você pudesse imaginar uma mulher moderna, ativa, feliz e bem-resolvida com tudo, ela provavelmente seria muito parecida com a Sara. Aos 55 anos e com três filhos, é executiva de uma multinacional, mãe presente e esposa exemplar. Mas transita entre todos esses papéis, é claro, com uma vida corrida, agitada, cheia de compromissos e obrigações a cumprir.

Leva os filhos à escola todos os dias de manhã, trabalha o dia todo e costumava praticar pilates duas vezes na semana, mas precisou parar por conta das viagens a trabalho e nunca mais conseguiu voltar. Como tem que trabalhar até mais tarde, é o marido quem busca os filhos na escola, mas também o faz para dividir as tarefas do casal.

Recentemente, começou um MBA para se especializar ainda mais e poder crescer, mas isso fez com que a vida ficasse um pouco mais agitada. E está, nesse período, organizando também o aniversário do filho mais novo, que acontecerá em breve e demanda preparativos importantes.

Essa é a vida de Sara: corrida, mas normal. Tudo caminhando como deve, inclusive o checkup anual corporativo que precisa ser feito.

Nesse ano, não foi diferente. Em 4 de setembro, passou o dia no hospital, recebeu o resultado dos exames e tudo está bem; porém, saiu de lá com algumas tarefas: na avaliação clínica, os exames vieram sem alterações.

Na avaliação ginecológica, fez a queixa de alguns sintomas da menopausa que a acompanham desde os 50 anos. Foi nessa idade que começou a ter sintomas como fogachos, secura vaginal e oscilação de humor, mas, na época, o seu médico disse que era normal e melhoraria com o tempo, sem recomendar nenhuma terapia de reposição hormonal. Como a vida é corrida, contentou-se com o que ouviu e seguiu em frente. Agora, na avaliação, achou importante comentar que tem sentido um cansaço forte e falhas na memória, no entanto, ouviu mais uma vez que isso é normal na faixa etária em que se encontra e que deveria começar a praticar atividade física e usar tibolona, um remédio indicado no tratamento pós-menopausa.

Na avaliação cardiológica, o colesterol estava com um total de 200, HDL de 30 e LDL de 120. Nos exames da tireoide, foi identificada uma alteração com o TSH de 4,00, T4 livre de 0,8 e T3 livre de 2,2. Nos exames gerais, ecocardiograma e teste ergométrico, tudo normal. Então, recebeu uma receita de aspirina, estatina para o colesterol e um hormônio tireoidiano.

Precisou se acostumar às medicações, porque, apesar de ter passado bem na primeira semana, na segunda começou a sentir muitas dores musculares; de todo modo, achou que era o pilates que estava fazendo efeito, já que tinha voltado a praticar. E assim os dias foram passando, até que chegou o aniversário do filho: festa preparada, DJ chegando, atrações prontas, buffet organizado e decoração sendo acomodada.

Após o café da manhã, foi para o salão de beleza e passaria muitas horas ali, se arrumando para estar perfeita para a noite. Mas logo que saiu de casa começou a sentir um pouco de náusea e desconforto nas costas. Na correria, não teve tempo para dar atenção a isso, então seguiu com as tarefas que precisava fazer. Imaginou que poderia ser o café da manhã, talvez, e como os sintomas estavam leves, continuou com as tarefas.

Às 16 horas, porém, a náusea se intensificou, e ela começou a suar muito, estragando a maquiagem que já estava pronta. A irmã ficou preocupada porque nunca a havia visto ficar encharcada de suor assim, então recomendou que ela fosse ao hospital. Mas Sara recusou, falou que não era necessário, e manteve-se firme até que começou a vomitar. No hospital, foi para a sala de emergência, fez um eletrocardiograma e o resultado foi infarto agudo do miocárdio. O mundo dela caiu. *Como assim isso está acontecendo? Nunca tive problemas, ganhei até mesmo um parabéns no meu checkup... Como posso estar infartando?*, ela pensava.

A festa precisou ser adiada, e agora Sara está com um stent e seis remédios diários para tomar. Mas o que precisa mudar, mesmo, é a vida dela.

A CEIA DE NATAL

Dedicadíssimo ao trabalho, Artur é funcionário público aposentado e apaixonado pela sua família. Está com 65 anos e adora ajudar as filhas. Leva e busca os netos na escola, brinca com eles, leva e busca no judô, no futebol e na natação e até mesmo já viajou com os pequenos para curtir a vida.

Com a saúde, sempre foi muito preocupado e se cuidou, até porque tem um histórico importante de problemas de coração na família. Tanto o pai quanto a mãe tiveram infarto, e o avô por parte de pai morreu subitamente em virtude disso. Por esse motivo, mas também por gostar de se cuidar, faz checkups regulares para verificar como está a saúde do coração e segue à risca tudo o que os médicos falam. Se passam remédio, ele toma. Se trocam o remédio, ele acata. Além desses cuidados, sempre foi ativo, adora jogar tênis e futebol e tem muitos amigos no clube em que pratica as atividades físicas entre quatro e cinco vezes por semana.

Nesse ano, com o Natal chegando, ele e a esposa decidiram que a comemoração em família será na casa deles, com todos os presentes, incluindo duas filhas e os maridos delas, os cinco netos e os pais dos genros. A expectativa é de que seja uma festa enorme, linda, com uma árvore de Natal lotada de presentes e a família reunida para reforçar a esperança e iniciar as comemorações que antecedem o Ano-Novo.

Também nessa época, em dezembro, faz o checkup, e esse é um período de tensão porque Artur tem uma história cardiológica curiosa. Assim como os pais, ele apresentou o primeiro infarto aos 50 anos e precisou colocar dois stents. Depois disso, mudou de vida. Começou a priorizar atividades físicas, passou a ser mais atento às medicações; porém, mesmo com tudo isso, três anos após esse episódio, recebeu a notícia, durante um novo checkup, que os exames estavam alterados, e ele precisaria colocar mais um stent. Agora seriam três. A lista de medicações aumentou, mais dois anos se passaram, e no checkup regular os exames estavam alterados novamente, o que fez com que ele precisasse colocar o quarto stent.

Atualmente, aposentado, vive com muito menos estresse e parece que tudo se acalmou. Consegue bater sua bolinha regularmente, passa muito tempo com os netos e está bem feliz com a vida como ela se encontra. Está feliz também com a comemoração de Natal, que será na casa dele neste ano, e tudo segue bem. Ele não está preocupado com o checkup, então, quando o momento chega, e ele recebe uma estrelinha do médico porque tudo está correndo bem, fica muito feliz com o resultado. No consultório, medicação mantida: aspirina para "afinar o sangue", um antiplaquetário importante, pantoprazol para "proteger o estômago", atenolol para controle dos batimentos cardíacos, metformina para controle da resistência à insulina, estatina para o controle do colesterol e alopurinol para o controle do ácido úrico.

No dia 20 de dezembro, porém, enquanto joga tênis, sente um aperto no peito que irradia para o ombro esquerdo e a mandíbula. Logo em seguida, começa um episódio de sudorese importante e leve falta de ar. Pelo histórico dele, os amigos ficam preocupados e o levam ao hospital rapidamente, onde é diagnosticado um infarto agudo do miocárdio. Artur fica sem entender nada.

Como assim isso está acontecendo? Ele acabou de fazer os exames e estava tudo bem! Ganhou até estrelinhas do médico. Está tomando as medicações certinho, praticando atividade física. Como é possível que isso esteja acontecendo? Pois é. Mais um stent é colocado, uma nova medicação é recomendada à lista, mas ele consegue comemorar o Natal como havia imaginado.

Antes da ceia, a família reza junto ao redor da mesa de Natal e agradece pela vida de Artur, porém, a pergunta que permeia a cabeça de todos é: como isso foi acontecer se ele está se cuidando tanto, toma as medicações corretamente, faz atividade física e os checkups estão em dia?

Pois é. Essa é mais uma das perguntas que permanecem sem resposta.

* * *

Entre a vida de Sávio, Sara e Artur existe um ponto semelhante: são vidas comuns de atletas, trabalhadores dedicados à família e aqueles que cuidam da saúde. São pessoas normais, como eu e você, que quando menos esperam sofrem com problemas cardíacos que podem até mesmo ser fatais, assim como aconteceu no primeiro caso. Provavelmente, você conhece alguém que já passou por algo que se encaixa nessas histórias, ou até mesmo você seja essa pessoa.

Como eu disse, qualquer semelhança com a vida real não é mera coincidência. Mas não se preocupe, pois no próximo capítulo vou explicar pontos específicos sobre essas três pessoas, e a partir disso tudo começará a fazer cada vez mais sentido para que você possa cuidar adequadamente do seu coração.

Sendo assim, quero finalizar com uma última história rápida, que é o prelúdio do que veremos: imagine um peixinho que mora em um rio muito sujo. Esse peixinho, depois de passar anos e anos neste rio sujo, fica doente, com um tumor, que precisa ser retirado. Depois da recuperação do peixinho, porém, ele é devolvido ao rio muito sujo. O que acontecerá com esse peixinho? O problema foi realmente resolvido? Será que teremos recorrência desse problema?

Pense sobre isso. Se nada muda, tudo permanece igual. E nem sempre o problema está no óbvio, assim como você verá em breve.

CAPÍTULO 3

CONHECIMENTO É A MELHOR PREVENÇÃO

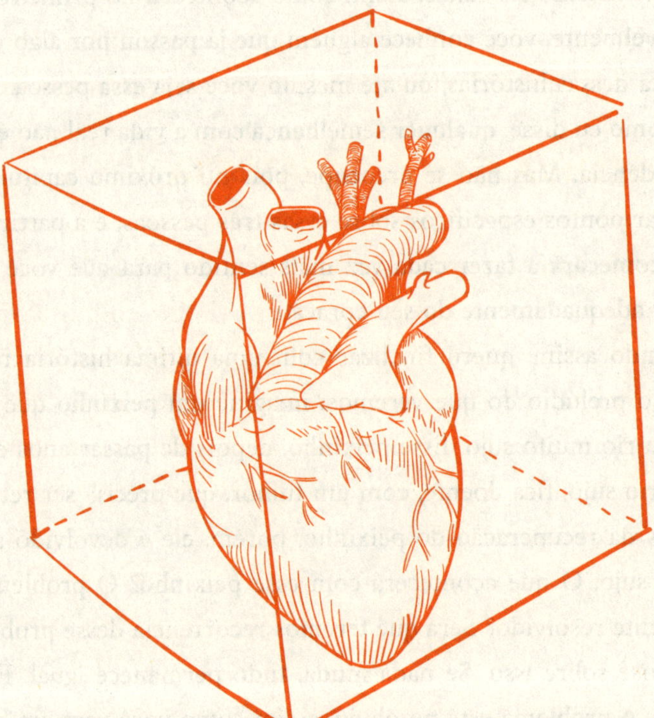

Diariamente, o que mais recebo no meu consultório são pacientes inconformados com os problemas cardíacos que apresentam. Não estou falando apenas de um, dois ou três, mas sim da imensa maioria que chega pela primeira vez para tratar ou prevenir um problema cardíaco. E foi justamente por conhecer em detalhes as histórias de grande parte das pessoas que escolhi contar os três casos apresentados no Capítulo 2.

Aqui, quero me aprofundar em pontos específicos sobre cada um deles, porque são importantíssimos para os próximos passos.

1ª HISTÓRIA: SÁVIO, TRIATLETA

Talvez você não saiba, mas o nosso corpo não foi feito, primariamente, para realizar uma quantidade tão grande de atividade física quanto aquela praticada pelo triatleta da primeira história. Essa rotina de levar o corpo à exaustão faz com que os atletas de alto impacto e alta performance produzam muita inflamação e oxidação. É imperativo manter um protocolo rigoroso de suplementação e mensuração dessas inflamações e oxidações para não expor as pessoas a riscos adicionais.

E sabe qual é o problema disso? Todos os dias, o nosso corpo produz radicais livres[10] como processo fundamental para a manutenção da vida, porque esses radicais livres funcionam como viricidas, fungicidas e bactericidas, isto é, acabam atuando para matar organismos indesejados no corpo, como vírus, fungos e bactérias que não são bem-vindos no sistema. Portanto, esses radicais livres funcionam como oxidantes naturais, e, para vivermos em um pleno equilíbrio, temos a capacidade de produzir os nossos antioxidantes.

Porém, quando existe algo que nos faz perder esse equilíbrio, como o excesso de atividade física, a formação de radicais livres se multiplica muito mais do que deveria, gerando o que chamamos de excesso de estresse oxidativo – que, por sua vez, tem como resultado o "ataque" às células saudáveis do organismo. Em termos mais simples, é como se estivéssemos agredindo, pouco a pouco, o nosso sistema e produzindo muito mais inflamação do que damos conta de "metabolizar" e "conter".

A grande pegadinha dessa história era pensar que o fato de praticar muita atividade física garante que a pessoa esteja a salvo de ter um ataque cardíaco ou sofrer com problemas do coração. No fim, foi uma tragédia. Não acontece com todos, mas é preciso cuidado. O corpo até pode dar conta do processo inflamatório e oxidativo intenso no início; no entanto, em longo prazo é mais preocupante.

10 Radicais livres são moléculas altamente reativas com um número ímpar de elétrons na última camada eletrônica dos átomos. Durante o processo de combustão de oxigênio, quando nutrientes são transformados em energia, o nosso corpo está produzindo radicais livres.

2ª HISTÓRIA: SARA, EXECUTIVA

A segunda história inclui pontos contraintuitivos clássicos, como o fato de a Sara ser do sexo feminino e bastante ativa. Muitas pessoas acham que mulheres estão isentas dos problemas do coração ou pelo menos têm menor risco. Contudo, apesar de os índices serem mais tardios nas mulheres, principalmente por conta da proteção hormonal natural,[11] após a menopausa ocorre a redução dos níveis hormonais gênero-específicos, e isso faz com que homens e mulheres acabem ficando em patamares parecidos de risco.

Outro detalhe interessante, relativo aos exames feitos por ela no checkup, nos leva ao próximo ponto contraintuitivo: o *guideline* que serve como base para análise dos resultados dos exames nem sempre é indicativo de que tudo está saindo como deveria; ou seja, os parâmetros básicos dos resultados precisam ser vistos com cuidado. Isso acontece porque, se pararmos para analisar, não faz sentido que o mesmo *guideline* seja utilizado para todas as pessoas do mundo nos mais variados contextos culturais, raciais, afinal, somos indivíduos únicos e nem sempre o que funciona para um, funcionará para outro. Concorda?

Por último, Sara começou a ter sintomas clássicos do início de um infarto, e eu quis destacar esse ponto porque, muitas vezes, tais indícios são distintos em homens e mulheres, com estas últimas podendo apresentar sintomas mais atípicos, como desconforto nas costas, dor de estômago, mal-estar geral e náuseas; já os homens sentem pressão no peito, falta de ar, sudorese profunda e palidez.

---

11 FIM do mito: mulheres também sofrem com doenças do coração. **Hcor Explica**. Disponível em: https://www.hcor.com.br/hcor-explica/cardiologia/fim-do-mito-mulheres-tambem-sofrem-com-doencas-do-coracao. Acesso em: 29 nov. 2024.

Em suma, mesmo sendo ativa, fazendo os tratamentos adequados, tomando os remédios e seguindo o que era pedido, ainda assim sofreu um infarto. A partir dali, a vida dela precisava mudar.

3ª HISTÓRIA: ARTUR, APOSENTADO

Esse é um caso muito clássico: a pessoa que já apresentou o problema uma, duas, três e até mesmo quatro vezes. Ela se cuida, toma todos os remédios, faz certinho tudo que o médico solicita, pratica atividade física regular e vive bem, mas, ainda assim, continua colecionando stents no coração. Será que esse é o seu caso?

Com o Artur, outra questão bem importante foi reforçada quando vimos que ele tinha acabado de fazer o checkup regular e recebido um ótimo resultado validado pelo profissional que cuidava dele. Ainda assim, antes do Natal, teve um infarto e precisou colocar um novo stent. Pode parecer até mesmo invenção, caso você nunca tenha visto isso acontecer, mas infelizmente é comum.

A sensação de inconformidade do paciente e da família, depois do diagnóstico e do susto antes de uma data tão especial, só reforça algo que tenho comentado até aqui: será que estamos mesmo seguros com os cuidados que estamos tendo? Agora você já sabe que não, e para aproveitar o ensejo do tema, quero abordar alguns pontos principais que funcionam como relações importantes para que esses problemas se repitam nas mais variadas histórias que vemos.

CONCEITOS BÁSICOS, PONTOS IMPORTANTES

Quando falamos sobre doenças cardiovasculares, existem três principais consequências mais graves e comuns: em primeiro lugar, a pessoa pode morrer subitamente; depois, há também a possibilidade de que essa pessoa desenvolva uma obstrução e precise passar por uma cirurgia de revascularização do miocárdio ou pela inserção de um ou mais stents para melhorar a qualidade de vida; por último, existe a possibilidade de acontecer um infarto e esse problema gerar uma insuficiência cardíaca, que nada mais é do que a incapacidade do coração de manter a eficiência de bombeamento do sangue em 100%.

Sobre esta última consequência, costumo falar para os meus pacientes que a insuficiência cardíaca pode ser entendida com uma analogia simples dos dedos da mão. Olhe para a sua mão e imagine que o movimento de abrir e fechar dos seus dedos em formato de punho é igual ao processo de bombeamento do coração. Se você perder um dedinho, os outros dedos continuarão fazendo o movimento, porém agora sem ter toda a sua capacidade de movimentação. Se perder mais dois ou três dedos, você ficará com o movimento completamente comprometido. Assim é a insuficiência cardíaca: conforme vamos "machucando" o músculo cardíaco, vamos também diminuindo o nível de funcionalidade ideal desse órgão.

Com isso em mente, e pensando sobretudo nesses três principais fatores no escopo desse assunto, é impossível deixar de lado os fatores de risco mais comuns relacionados às doenças cardiovasculares. São seis principais doenças/condições, e hoje temos clareza de todas elas.

Hipertensão arterial

Também conhecida como pressão alta, a hipertensão é uma doença crônica que se dá quando a pressão sanguínea das artérias permanece elevada por um tempo considerável, podendo acarretar o risco de lesões em órgãos-alvos, como retina, rins e coração. Entre outros riscos de complicações graves estão os problemas no coração.

Diabetes mellitus

A diabetes mellitus acontece quando nosso organismo não produz insulina suficiente ou não consegue utilizá-la de modo correto, o que acaba resultando em um nível elevado de açúcar no sangue; afinal de contas, sem ser metabolizado, ele permanece na corrente sanguínea. Os diabéticos estão mais propensos a ter problemas cardiovasculares, por isso é tão importante cuidar.

Obesidade

A obesidade é um dos fatores de risco para doenças cardiovasculares porque existem alguns pontos importantes relacionados a essa condição: há um aumento da carga de trabalho do coração para bombear mais sangue para o corpo; a gordura abdominal/visceral eleva o risco de entupimento das artérias, dificultando muito o trabalho que o coração precisa realizar; e o excesso de peso aumenta o risco de elevação da pressão arterial, além de predispor a resistência à insulina e, possivelmente, à diabetes mellitus, com o tecido adiposo liberando substâncias que geram inflamações crônicas no corpo.

Sedentarismo

As nossas funções vitais performam melhor quando praticamos atividade física, o que faz com o que o nosso coração também sinta os benefícios disso. Falaremos em mais detalhes sobre esse fator no Capítulo 11; no entanto, aqui vale entender, de antemão, que o sedentarismo sobrecarrega o nosso corpo e pode, sim, prejudicar o funcionamento ideal do coração, sendo um grande preditor para aumento das doenças crônicas degenerativas, assim como um grande marcador de redução da expectativa de vida.

Tabagismo

A exposição à nicotina e a outras substâncias presentes no cigarro agride o nosso corpo como um todo, inclusive os vasos sanguíneos, aumentando a pressão arterial, acelerando a frequência cardíaca, endurecendo as nossas artérias e sobrecarregando o coração, além de estimular o nosso sistema imunológico a produzir substâncias que agridem vasos e órgãos especificamente.

Colesterol alto

O colesterol, assim como provavelmente você já sabe, pode se acumular nas paredes das nossas artérias e representar riscos e piora das doenças cardiovasculares.

* * *

Esses são os fatores de risco mais comuns e, embora você já saiba que eles, isolados, não são os únicos que representam risco à saúde do nosso coração, devem ser cuidados. O problema real acontece quando temos um diabético, por exemplo, que faz o tratamento com remédios, mas não muda o estilo de vida. Ou então quando o indivíduo com pressão alta acha que apenas tomar o remédio é suficiente para não ter mais nenhum fator de risco. É perigoso também quando a pessoa pensa que, por fazer atividade física e tomar os remédios, está isenta de outros cuidados.

Percebe qual é o ponto principal? Não existe apenas um fator único. Não existe apenas uma mudança a fazer para solucionar todos os problemas. Contudo, na maior parte das vezes, não aprendemos sobre esses pontos, sobre os ajustes que precisam ser feitos para melhorar não só a saúde do nosso coração, como também a nossa saúde completa.

O desconhecimento de alguns pontos nos trouxe até aqui. Costumo falar até que esse desconhecimento nos fez pensar que estamos atacando os alvos corretos para combater as causas dos problemas cardiovasculares. Mas não é bem assim. Combateremos esse desconhecimento; no entanto, com o conhecimento. É para isso que eu estou aqui – e você também.

Então, quero que tenha em mente três pontos principais:

1. Os fatores de risco que comentei são importantes, mas não representam tudo o que precisa ser feito. Se você já cuidou dessas causas, está à frente de muitas pessoas. Se não cuidou, não se preocupe, porque ainda teremos muito espaço para trazer reflexões sobre tudo o que precisa ser feito. Também não se preocupe caso você não tenha ouvido falar sobre isso anteriormente. É melhor começar a cuidar agora do que não começar nunca.
2. Já chega de colocar a confiança completamente no tratamento com os remédios. É fato que eles são indispensáveis em boa parte das situações, mas também não fazem milagres se não olharmos para outros pontos importantes. Lembra-se das duas histórias, da Sara e do Artur, que contei no capítulo anterior? Ambos tomavam remédios regulares e ainda assim tiveram problemas no coração. A conclusão, portanto, é: remédios são importantes, mas precisamos ir além.

3. É possível, sim, "adormecer" os genes que nos fazem carregar maiores probabilidades de apresentar problemas cardíacos. Assim como comentei anteriormente, eu mesmo tenho esses genes e consegui fazer isso.

À medida que avançamos, certamente fica claro que precisamos ir além dos cuidados básicos. É sobre isso que falaremos nos próximos capítulos, de modo que eu consiga trazer luz ao problema e empoderar você com novas soluções. Chega de desconhecimento, é hora de olhar para a saúde de modo global.

CAPÍTULO 4

É HORA DE COMEÇAR A BLINDAR O SEU CORAÇÃO

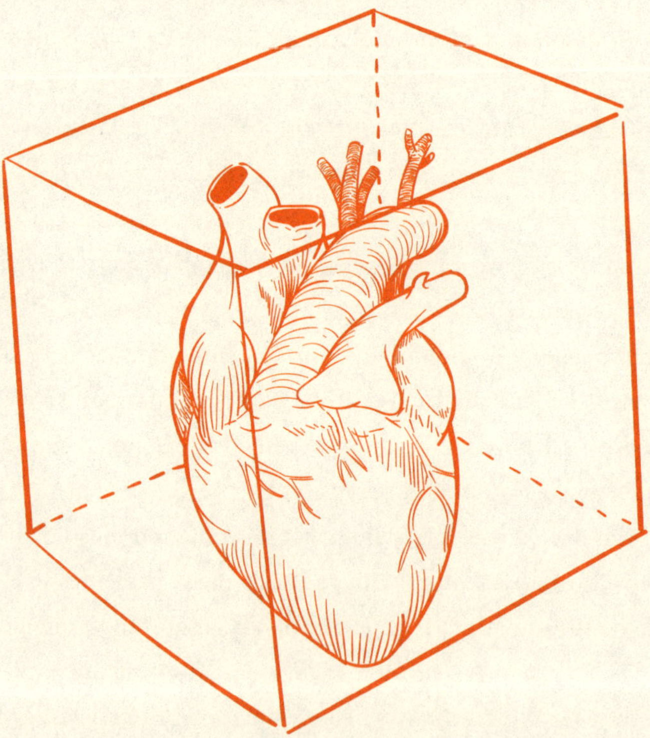

Aqui na minha clínica, costumo falar que tenho uma garota-propaganda. Aos 78 anos, ela é um foguete. Animada, independente e feliz, viaja e faz tudo sozinha. Cuida da saúde, pratica atividade física regularmente, faz reposição hormonal, e seus exames estão excelentes, "um brinco", como gosto de falar. Em uma das últimas consultas, ela contou que, para 2025, quer um namorado, está procurando alguém para dividir a jornada. Incentivei que buscasse mesmo, afinal, é cheia de vida e merece ser ainda mais feliz.

Um dia, enquanto estávamos em consulta, ela contou que as suas amigas estavam chocadas com o quanto ela estava bem. Como era possível que, aos 78 anos, ela estivesse "em forma", com o peso ideal, com os exames muito bons, tão independente, viajando e de bem com a vida. Queriam saber o que ela estava tomando para ficar assim tão bem. Como nenhuma oportunidade pode ser perdida, respondi para ela: "Da próxima vez que elas perguntarem, vou ensinar a senhora a responder. Para estar bem desse jeito, a senhora vai responder que está tomando *decisões*".

No fim das contas, é isso que ela está tomando mesmo: atitudes, decisões. Uso esse exemplo com todos os meus pacientes, e ele cabe perfeitamente aqui, para você também. Há alguns anos, quando chegou à clínica, ela o fez porque queria cuidar da saúde, envelhecer bem, então escolheu tomar decisões melhores. É uma senhora com

78 anos que pratica atividade física diariamente, vai tomar chá e comer bolo com as amigas, mas muitas vezes escolhe não comer o bolo para manter o equilíbrio de uma dieta saudável, dorme bem, bebe água e muito mais. Em síntese, cuida da saúde como um todo e, consequentemente, cuida também do coração.

Dentre as pessoas dessa idade que você conhece, quantas estariam dispostas a fazer o mesmo? Com muita certeza, imagino que sejam poucas. A maioria das pessoas não quer fazer isso. Não quer tomar decisões para cuidar verdadeiramente da saúde. E você, quais decisões tem tomado? Quais atitudes tem tido para melhorar a saúde do seu coração? É hora de blindá-lo. Chegou o momento em que tomar atitudes melhores é inadiável. E só você pode fazer isso.

Neste capítulo, quero mostrar conceitos de modo acessível e simples, para que você possa participar das ações voltadas a cuidar do seu coração, ou seja, com clareza do que é importante para estar mais bem-informado e conseguir conversar com o seu médico em uma próxima consulta.

Quero que você tome uma pílula de consciência. Agora que já sabe que não somos tão eficientes no cuidado com a saúde do coração – e conhece alguns dos motivos para isso –, quero abordar fatores que estudei ao longo dos anos e que são comumente ignorados.

FATORES DE RISCO: O INÍCIO

Existe um verdadeiro universo de fatores "ocultos" que podem influenciar a saúde cardiovascular. Eles passam pelos mais variados pontos de cuidado com o corpo, como alterações hormonais, desequilíbrios, condições específicas e doenças silenciosas. Dentre todas essas possibilidades, quero destacar dezoito.

1. Deficiência de hormônio D;
2. Elevação de LDL oxidado;
3. Inflamação crônica silenciosa;
4. Alimentação inadequada;
5. Obesidade;
6. Desequilíbrio entre ômega 3 e 6;
7. Estresse em excesso;
8. Estresse oxidativo;
9. Intoxicação por metais pesados;
10. Doenças crônicas não tratadas adequadamente;
11. Alterações hormonais;
12. Resistência à insulina;
13. Sono inadequado;
14. Aumento de homocisteína;
15. Aumento de fibrinogênio;
16. Aumento de ferritina;
17. Redução de hormônios gênero-específicos;
18. Sedentarismo.

São muitos pontos, e talvez a leitura deles agora tenha ficado um tanto confusa. Entretanto, em prol do empoderamento e do conhecimento, à medida que avançarmos, no devido momento explicarei cada um deles. Para alguns, você necessitará tomar atitudes de mudança; para outros, precisará ter a clareza de que são fatores de risco e devem ser analisados com seu médico. Assim, eles estarão divididos da seguinte maneira:

- **Capítulo 4.** Este é o capítulo em que estamos e começamos a nossa jornada. Vamos falar sobre deficiência do hormônio D (1) e elevação do LDL oxidado (2). São dois fatores indispensáveis para que você tenha conhecimento suficiente para efetuar mudanças.

- **Capítulo 5.** Apresentarei a inflamação crônica silenciosa (3). Este será um dos capítulos mais importantes da jornada, principalmente porque essa inflamação tem conexão direta com nossa saúde como um todo e com diversos outros fatores sobre os quais falaremos.
- **Capítulo 6.** Pensando na inflamação crônica silenciosa, o que a influencia negativamente? O que contribui para a sua aparição e, consequentemente, são pontos de cuidado para quem quer blindar o próprio coração? No Capítulo 6 abordarei pontos desencadeantes e cuidados para o controle dessa inflamação (4, 5, 6, 7, 8, 9, 10).
- **Capítulo 7.** O nosso próximo destino será o estresse oxidativo (11), que tem relação direta com a formação de radicais livres em excesso que o corpo não consegue metabolizar. Por isso, é preciso cuidado.
- **Capítulo 8.** Abordarei um ponto pouco comentado e fundamental para a inflamação do nosso corpo, que é a resistência à insulina (12), diretamente relacionada aos hábitos alimentares e até mesmo à afetividade alimentar.
- **Capítulo 9.** Dormir é maravilhoso, e acredite quando digo que é mais importante para a saúde do que se imagina. Nessa etapa, falarei sobre os perigos do sono inadequado (13) e como você pode dormir melhor – cuidando mais de você.
- **Capítulo 10.** Já que se trata de uma doença silenciosa, assim como expliquei anteriormente, separei este espaço para explicar os fatores de risco mais comuns que não

podem ser negligenciados na inflamação crônica silenciosa (14, 15, 16 e 17).

- **Capítulo 11.** Por último, para fechar os itens que precisam fazer parte do seu conhecimento a partir de agora, vou abordar neste capítulo a importância de evitar o sedentarismo (18), mostrando como a atividade física é um remédio que precisa ser tomado regularmente.

Sei que pode parecer muito. Pode ser um pouco difícil de colocar ordem no caos inicialmente. Mas fique tranquilo! Os próximos capítulos serão como uma viagem guiada pelo corpo. Vou explicar o que se encaixa em cada uma das caixinhas que fazem parte dessa nova fase de mudanças, cujo objetivo é que você tome um novo remédio, assim como a minha paciente que mencionei no início do capítulo – um novo remédio chamado *decisões*.

O HORMÔNIO D

Não é de hoje que se acredita na importância do sol para nossa saúde, mais especificamente em relação à síntese do hormônio D, também conhecido como vitamina D, responsável por dezenas de reparos em nosso organismo. Acredita-se até que, no fim do século XIX e no início do século XX, antes do desenvolvimento de antibióticos e outros remédios de tratamento avançado para doenças que hoje são "simples" para nós, o sol era considerado como uma fonte de cura, porque achava-se que a exposição a ele poderia ajudar no processo de síntese dessa vitamina e, por conseguinte, promover melhoras.

A história ainda conta que um dos maiores defensores desse método, também conhecido como helioterapia, foi Auguste Rollier

(1874-1954),[12] médico suíço que fundou, em 1903, o sanatório Les Frênes, nos Alpes Suíços. Por se localizar em Leysin, uma cidade montanhosa que fica na comuna suíça de Vaud, pacientes das mais variadas idades tomavam banhos de sol em varandas abertas para tratar doenças, especialmente a tuberculose óssea.[13]

Sem entrar em nenhum mérito ético da prática, o meu intuito é apenas apresentar como o sol já é estudado há décadas em relação à nossa saúde. Hoje, sabe-se que os raios ultravioleta B incidem sobre a pele e, a partir do 7-dehidrocolesterol (uma gordura produzida pelo corpo derivada do colesterol), começa a jornada de formação desse hormônio, chamado de colecalciferol nesse momento. Este, por sua vez, vai ao fígado, onde se transforma em 25-hidroxivitamina D, e segue para os rins, onde é ativada em 1,25 hidroxivitamina D – o hormônio efetivamente ativo para que possa ser utilizado em variados processos no nosso organismo. A vitamina D é crucial para o nosso metabolismo ósseo e mineral, assim como para a regulação do sistema imunológico. Embora possa ser obtida pela alimentação e suplementação,[14] a deficiência dela é extremamente comum na população geral.[15]

---

12 DALBEN, A.; SILVA, H. M. da. Sol e ar fresco no combate à tuberculose: experiências de educação ao ar livre no Rio de Janeiro (1910-1920). **Cadernos CEDES**, Campinas, v. 40, n. 112, p. 218-232, 2020. Disponível em: https://doi.org/10.1590/CC232227. Acesso em: 19 maio 2025.

13 PONTES do passado para o futuro. Disponível em: https://indico.cern.ch/event/1403443/contributions/5899994/subcontributions/477071/attachments/2847565/4979196/Su%C3%AD%C3%A7a_Valadares%20-%20Pontes%20do%20Passado%20para%20o%20Futuro.pdf. Acesso em: 19 maio 2025.

14 VITAMINA D. **Brasil Escola**. Disponível em: https://brasilescola.uol.com.br/biologia/vitamina-d.htm. Acesso em: 20 dez. 2024.

15 PILZ, S. *et al.* Vitamin D and cardiovascular disease prevention. **Nature Reviews Cardiology**. v. 13, n. 7, p. 404-417, 2016. Disponível em: https://doi.org/10.1038/nrcardio.2016.73. Acesso em: 23 dez. 2024.

Mas, dr. Gustavo, existe relação entre o hormônio D e as doenças do coração?, você pode estar se perguntando. A resposta mais simples é: a partir de evidências científicas, já sabemos que esse hormônio está diretamente conectado às doenças cardiovasculares, porque ele influencia o funcionamento natural dos vasos sanguíneos e até mesmo a formação de placas de gordura. Com índices de vitamina D mais baixos, promovemos um estado inflamatório no nosso sistema. Já com níveis adequados de hormônio D, protegemos a integridade dos vasos. E há inúmeros trabalhos científicos identificando a associação entre a redução dos níveis de hormônio D e a incidência de infarto agudo do miocárdio.[16]

Desse modo, a deficiência de hormônio D está ligada a níveis mais altos de pressão arterial, ao metabolismo inadequado de glicose e, por consequência, à diabetes e a um risco maior de eventos cardiovasculares.[17] E as ações no sistema cardiovascular não param por aí, então destaco outras muito importantes:[18]

- Inibe a formação de células espumosas, que são células precursoras da placa aterosclerótica;
- Tem ação anti-inflamatória;
- Modula a calcificação vascular;
- Promove vasodilatação dos vasos com consequente aumento dos níveis de óxido nítrico, um potente vasodilatador

16 WANG, T. J. *et al*. Vitamin D Deficiency and Risk of Cardiovascular Disease. **Circulation**, v. 117, n. 4, p. 503-511, 2008. Disponível em: https://doi.org/10.1161/CIRCULATIONAHA.107.706127. Acesso em: 11 jun. 2025.

17 KIENREICH, K. *et al*. Vitamin D and Cardiovascular Disease. **Nutrients**, v. 5, n. 8, p. 3005-3021, 2013. Disponível em: https://doi.org/10.3390/nu5083005. Acesso em: 23 dez. 2024.

18 PILZ, S. *et al*. *op. cit*.

produzido pelas células endoteliais, que atapetam todo o sistema cardiovascular;

- Suprime a ativação do sistema renina-angiotensina-aldosterona, importantíssimo no mecanismo da hipertensão arterial sistêmica;
- Aumenta a secreção de insulina pelo pâncreas, assim como otimiza a sua utilização, agindo contra a resistência insulínica;
- Regula o fluxo de cálcio para o coração e modula a contratilidade cardíaca.

Isso significa, então, que precisamos cuidar desse fator. Hoje, em nosso mundo moderno, temos pouca exposição à luz solar. Então precisamos estar atentos aos nossos índices, realizar exame, se necessário, e até mesmo levar essa informação ao médico para que ele faça uma avaliação, verifique se você precisa suplementar ou fazer alterações na sua rotina de exposição ao sol. Tudo isso contribuirá para melhorar a sua saúde cardiovascular.

O LDL OXIDADO

Uma curiosidade importante para iniciar este tópico: você sabia que o colesterol é um dos tipos de gordura encontrados naturalmente no nosso corpo? E que o maior percentual do colesterol produzido (70%) é feito pelo nosso próprio corpo? Apenas 30% são provenientes da dieta![19]

---

[19] RODRIGUES, T. P. Cerca de 70% do colesterol é fabricado pelo nosso próprio organismo. **Hospital São Vicente de Paulo**, 5 ago. 2020. Disponível em: https://hsvp.com.br/post/2652/cercade-70-do-colesterol-e-fabricado-pelo-nossoproprio-organismo. Acesso em: 19 dez. 2024.

PRECISAMOS DE GORDURA PARA ESTARMOS – E PERMANECERMOS – VIVOS.

A SAÚDE DO CORAÇÃO NA ERA DA ALTA PERFORMANCE

@dr.gustavomrodrigues

Então, pense comigo: se a maior parte é feita pelo nosso corpo, será mesmo que esse mecanismo existe para nos danificar, nos matar? É claro que não. Precisamos de gordura para sobreviver.[20]

Como? Vamos a alguns fatos que podem ajudar a explicar esse paradoxo: 100% das nossas membranas celulares, estruturas que envolvem todas as células de nosso corpo, são formadas por uma dupla camada de lipídios, ou seja, gordura;[21] uma grande parte de nosso cérebro é composta de várias camadas de um tecido lipoproteico chamado bainha de mielina;[22] os nossos sais biliares, ácidos orgânicos sintetizados pelo fígado para facilitar a digestão e a absorção de nutrientes, são feitos de gordura, produzidos a partir do colesterol;[23] a vitamina D, que acabamos de mencionar, é sintetizada a partir de um derivado do colesterol.[24] Todos os nossos hormônios esteroides, como estrogênio, testosterona, progesterona, cortisol e melatonina, também possuem como matéria-prima o colesterol.[25]

Então vou reforçar a pergunta: se a gordura, o colesterol, está tão presente no nosso corpo, será que exerce apenas o papel de

---

20 DEL CERRO, E. D. 'Paradoxo do colesterol': por que algumas pessoas com índices altos vivem mais? **G1**, 4 dez. 2024. Disponível em: https://g1.globo.com/saude/noticia/2024/12/04/paradoxo-do-colesterol-por-que-algumas-pessoas-com-indices-altos-vivem-mais.ghtml.Acesso em: 23 dez. 2024.

21 SANTOS, V. S. Membrana plasmática. **Mundo Educação**. Disponível em: https://mundoeducacao.uol.com.br/biologia/membrana-plasmatica.htm. Acesso em: 23 dez. 2024.

22 LEVIN, M. C. Considerações gerais sobre doenças desmielinizantes. **Manual MDS**, maio 2023. Disponível em: https://www.msdmanuals.com/pt/casa/dist%C3%BArbios-cerebrais-da-medula-espinal-e-dos-nervos/esclerose-m%C3%BAltipla-em-e-doen%C3%A7as-relacionadas/considera%C3%A7%C3%B5es-gerais-sobre-doen%C3%A7as-desmielinizantes. Acesso em: 19 dez. 2024.

23 LOPES, P. G. L. S. **Metabolismo dos ácidos biliares.** Universidade Federal da Paraíba. Disponível em: https://www.ufpb.br/petfarmacia/contents/documentos/consultorias-academicas/1paulo.pdf. Acesso em: 23 dez. 2024.

24 PECHARKI, M. O que é colesterol e qual é a sua função no organismo? **HiLab**, 12 mar. 2021. Disponível em: https://hilab.com.br/blog/quais-sao-as-funcoes-do-colesterol. Acesso em: 23 dez. 2024.

25 O QUE é colesterol? **Saúde Novartis**, 29 maio 2021. Disponível em: https://saude.novartis.com.br/colesterolalto/o-que-e-colesterol. Acesso em: 23 dez. 2024.

vilão? Impossível. Precisamos de gordura para estarmos – e permanecermos – vivos. Gosto de brincar e falar que temos serviço para essa turma, pois são incontáveis as funções nas quais a gordura é necessária. Existem substâncias, inclusive, que são lipossolúveis, se dissolvem em gordura, e precisam dela para serem transportadas dentro do nosso organismo, como as vitaminas A, D, E e K.[26]

Assim, concluímos que a gordura é fundamental, porém só nos ajuda quando está em seu formato "original", "não alterado/modificado". Quando ela se modifica, é conhecida como LDL oxidado, uma lipoproteína com baixa densidade que, como o próprio nome diz, foi oxidada; ou seja, a conformação foi alterada, o que a impede de ser reconhecida pelo sistema imunológico.

Também podemos dizer que o LDL original está ali, caminhando nas nossas células e fazendo as suas ações. Entretanto, dentro de algumas condições prejudiciais sobre as quais conversaremos ao longo do livro e que fazem parte da lista de itens prejudiciais que comentei anteriormente, esse LDL sofre um processo químico em que ele pode se "glicar", pois é como se caramelizasse e se transformasse em uma substância prejudicial à nossa saúde. Estamos, portanto, diante de uma molécula modificada, um LDL modificado: o LDL oxidado/glicado.

Essa explicação nos ajuda a entender a formação de uma placa de gordura na parede das artérias. Tudo começa com lesão do endotélio, a camada que "atapeta" todos os vasos sanguíneos. A rigor, temos total capacidade para fazer esse reparo – inclusive a gordura entra nesse processo. Essa explicação é necessária, pois, uma vez que

[26] MOURA, A. P. Qual a diferença entre uma vitamina lipossolúvel e uma vitamina hidrossolúvel? **Cuidados Pela Vida**, 19 out. 2023. Disponível em: https://cuidadospelavida.com.br/blog/post/qual-a-diferenca-entre-uma-vitamina-lipossoluvel-e-uma-vitamina-hidrossoluvel. Acesso em: 27 dez. 2024.

tenhamos substâncias não reconhecidas como comuns – por exemplo, o LDL oxidado –, o próprio organismo precisa tomar a decisão de "resolver" esse problema, predispondo o início da formação das placas de gordura, com o aparecimento das células espumosas.

Nossas células não o conhecem mais. Ninguém sabe quem ele é. É um intruso, um agressor, e precisa sair dali. O que o nosso corpo faz, então? Desde que o mundo é mundo, ele sabe o que fazer. Temos total capacidade de reparar aquilo que nos faz mal. Isso vale para todos os processos inflamatórios, para quando nos machucamos e necessitamos de reparos. Entretanto, nesse caso, com a nova molécula modificada, o corpo entende que precisa eliminá-la, então chama o sistema de defesa e a fagocita, ou seja, alimenta-se dela formando células espumosas que se acumulam e dão início à formação das placas de gordura.

O LDL oxidado, portanto, desencadeia dentro de nós um processo de defesa que gera lesões nas células. E como o corpo é potente e sabe que aquilo não o faz bem, chama mais e mais o sistema de defesa para continuar combatendo essa molécula intrusa, o que provoca, por sua vez, um sistema que se perpetua. É um ciclo que se retroalimenta.

Assim, um passo fundamental para começar a proteger o coração e melhorar a saúde como um todo, elevando a alta performance; é entender que a gordura faz parte de nossas funções vitais, que o grande problema está no LDL oxidado, e que inúmeros fatores podem gerar esse movimento que modifica a gordura. Convém destacar, contudo, que é possível medir no sangue a taxa de LDL oxidado, então é justamente sobre essas questões que falaremos nas próximas páginas ao longo do livro.

Então, para fecharmos, quero que pense: o que você tem feito para blindar o seu coração? Você tinha essas informações sobre as quais acabamos de conversar? Sabia que a gordura não é vilã, mas, sim, parte essencial da nossa vida? Sabia que a vitamina D era tão importante para a nossa saúde? Como pode começar a mudar hábitos desde já?

Lembre-se sempre de que só você pode blindar o seu coração. E estar aqui já é um passo importante nesse processo.

CAPÍTULO 5

INFLAMAÇÃO SILENCIOSA

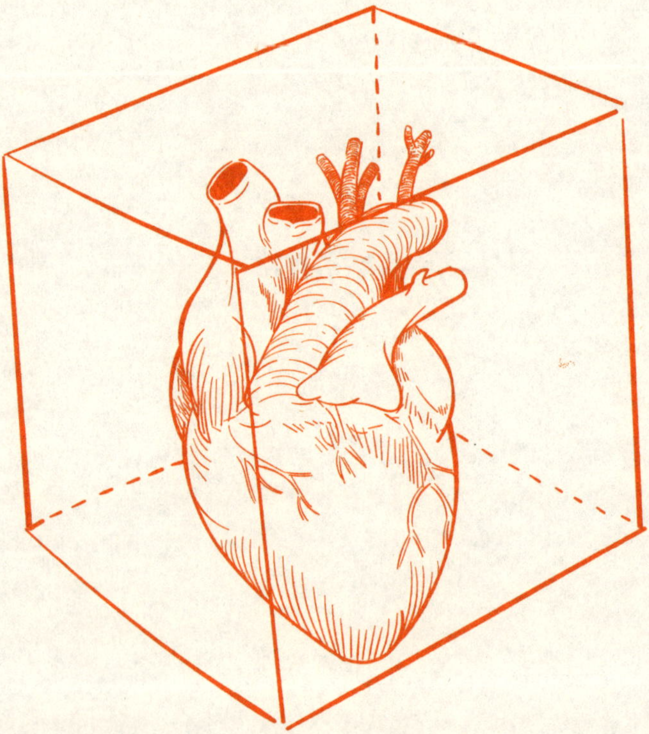

As nossas células sabem exatamente o que fazer com o que não é delas; ou com o que é delas, mas está em excesso. Como mecanismo de defesa, (a) elas "consertam" o que está errado, (b) matam a célula, porque não souberam lidar com aquilo, (c) ou é um caso em que realmente precisa ser destruída, por ser agressora. Esse mecanismo é genial, uma vez que segue tal lógica para nos proteger e manter a nossa sobrevivência.

Então, imagine que você está andando descalço no jardim e, de repente, pisa em um espinho. Você estava andando despreocupado, não viu que ali tinha um arbusto. Assim que isso acontece, o seu corpo entra em ação. Como? O espinho é visto como um invasor, um agressor que invadiu o sistema, mas não deve permanecer ali, então essa informação é recebida e o nosso corpo rapidamente começa a trabalhar para nos proteger. A princípio, você segura o pé, olha o local em que o espinho entrou e vê que ele está vermelho. É um processo inflamatório entrando em curso. Mas o que está realmente acontecendo ali?

O espinho perfurou a sua pele, rompeu células, o que pode ter trazido bactérias ou outros microrganismos para dentro do seu corpo, então o sistema imunológico imediatamente é ativado para lidar com as possíveis ameaças que chegaram. Para isso, ele envia uma "tropa" de células de defesa ao local, assim como glóbulos brancos, cuja missão é destruir os invasores, reparar o dano e nos proteger.

Os vasos sanguíneos, por sua vez, dilatam-se para que mais sangue e células de defesa consigam chegar à região. É como se o seu corpo estivesse entrando em alerta para resolver o que aconteceu. Quando o espinho é retirado e os possíveis microrganismos invasores são mortos, o corpo "desliga" o modo inflamatório e volta ao normal.

Em resumo, o processo inflamatório agudo — que ocorre como resposta do sistema imunológico a uma lesão ou infecção repentina e que acabei de descrever — é um mecanismo natural de proteção. É a defesa do nosso corpo entrando em ação, algo fundamental para a manutenção da vida. Sem esse processo, até mesmo pequenos "problemas", como pisar em um espinho, fazer um pequeno corte em um dos dedos da mão ou tomar uma picada de inseto, poderiam colocar a nossa saúde em risco. A inflamação aguda, portanto, age como um alarme que dispara para que as células tomem uma atitude. Se não existisse esse mecanismo de defesa, a nossa espécie estaria, muito provavelmente, fadada à extinção.

No entanto, há um tipo de inflamação que não faz bem à nossa saúde: a *inflamação crônica subclínica* (também denominada *inflamação silenciosa, inflamação crônica estéril* ou *inflamação crônica de baixo grau*). Separei este capítulo inteiro para explicá-la porque, apesar de pouco discutida – e conhecida, eu diria –, ela é um dos principais fatores que influenciam negativamente a nossa saúde como um todo, incluindo a saúde do coração e, por consequência, a nossa performance nas atividades.

Embora tenhamos visto que a inflamação aguda é uma resposta natural do corpo para nos proteger de uma situação de "perigo", no caso da inflamação crônica subclínica ocorre uma resposta exacerbada, lenta, constante e de longa duração no sistema imunológico.

É como se o corpo não "desligasse" o sistema de defesa, e este, por sua vez, continuasse incessantemente tentando apagar "o incêndio" de uma inflamação em curso. Continua produzindo células para conter um processo inflamatório e faz com que estejamos sempre em estado de alerta.

É como ter uma pequena chama escondida dentro de casa. No início, ela não queima com intensidade para chamar a atenção, mas vai enfraquecendo lentamente as paredes, o teto e os móveis. Com o passar do tempo, essa chama aparentemente inofensiva pode causar grandes danos, colocando toda a estrutura da casa em risco.

Você pode estar se perguntando: *Mas por qual motivo o nosso corpo faria isso?* É simples: estamos expostos a alguns inimigos que são fatores importantíssimos para gerar essa resposta lenta e crônica no nosso organismo. São eles: alimentação incorreta; obesidade; inatividade física; disbiose intestinal; isolamento social; modelos mentais, como ansiedade, perfeccionismos etc.; excesso de radicais livres; intoxicação ambiental, a contaminação causada por substâncias químicas presentes no ambiente em que vivemos; exposição a pesticidas e herbicidas, substâncias utilizadas para controlar ou destruir pragas e controlar o crescimento de ervas daninhas, respectivamente; contaminação por metais pesados; estresse elevado; xenoestrogênios, substâncias químicas produzidas em laboratório que imitam o estrogênio; declínios hormonais fisiológicos e muito mais.[27]

São fatores identificados como ameaças pelo nosso corpo, no entanto não representam lesões "visíveis" para que o sistema

[27] FURMAN, D. *et al*. Chronic inflammation in the etiology of disease across the life span. **Nature Medicine**, v. 25, p. 1822-1832, 2019. Disponível em: https://doi.org/10.1038/s41591-019-0675-0. Acesso em: 10 jan. 2025.

imunológico faça o reparo, pois não conseguem gerar uma resposta com sinais e sintomas mais graves, como uma lesão com inchaço, dor e vermelhidão – caso da inflamação aguda, por exemplo. Então, por não ter um "inimigo" específico que precisa ser combatido, o corpo começa a atacar células saudáveis, danificando tecidos e órgãos. Se fôssemos fazer um comparativo mais simples conectando ao ato de pisar no espinho, é como se o espinho permanecesse ali como intruso sem provocar grande dor, vermelhidão ou inchaço, porém agredindo o nosso corpo e fazendo com que ele recrute mais e mais células para combater o perigo, até que células saudáveis da região começam a ser agredidas devido a esse processo inflamatório constante.

É por isso que é chamada de silenciosa. Existe uma dissociação total da doença com os sintomas, o que faz com que a pessoa viva uma vida normal, como se estivesse saudável e a saúde dela estivesse perfeita. Porém, não está. Com esses fatores de risco sendo bombardeados para dentro do nosso corpo, começamos a produzir as chamadas citocinas pró-inflamatórias, que nada mais são do que proteínas que estimulam a inflamação como resposta para agentes agressores. Como consequência, esse sistema, quanto mais bombardeado com esses fatores de risco, mais produz citocinas pró-inflamatórias e mais inflamado fica. São décadas que podem se passar sem que nenhum sintoma apareça.

Por outro ângulo, é fato que a doença aterosclerótica é também inflamatória. Para entendê-la, porém, é preciso voltar um pouco. Em primeiro lugar, essa doença é uma condição inflamatória que causa o acúmulo de placas de gordura nas artérias, enrijecendo-as e podendo gerar obstrução – parcial ou total – do fluxo sanguíneo.

TUDO NO CORPO DEPENDE DE EQUILÍBRIO, E, QUANDO ELE SE PERDE, O SISTEMA DE DEFESA PODE ACABAR PREJUDICANDO EM VEZ DE AJUDAR.

A SAÚDE DO CORAÇÃO NA ERA DA ALTA PERFORMANCE

@dr.gustavomrodrigues

Essas placas de gordura podem aparecer em partes variadas do nosso corpo, como coração, carótida e até mesmo no cérebro.

No início, elas começam com "machucados", lesões feitas em nosso endotélio, a fina camada celular que reveste os vasos sanguíneos e linfáticos. Esse tecido do nosso corpo, inclusive, é essencial para a nossa vida e ocupa uma área enorme do corpo, chegando a até 7 mil m². No entanto, o nosso corpo está acostumado a lidar com pequenos danos e reparos de lesões; então, quando o endotélio é "machucado", células de defesa são enviadas até o local e "cimentam" o problema, fazendo com que tudo volte ao normal.

Em alguns casos, entretanto, o nosso sistema fica sobrecarregado. Com uma inflamação crônica subclínica em andamento, temos um corpo inflamado, em alerta constante, o que faz com que essa lesão, que antes seria reparada, passe a apresentar uma grande ameaça, porque o sistema de reparos não está tão eficiente quanto deveria. Se o nosso organismo está em perfeito funcionamento, o LDL normal, que vimos no capítulo anterior, chega, entra pelo endotélio e vai embora. Já no ambiente inflamado, ele se transforma em LDL oxidado (ou modificado), e o nosso corpo não o reconhece mais. Com isso, as células de defesa tentam eliminá-lo, agravando a inflamação e gerando um processo que funciona como uma bola de neve, porque o processo inflamatório se perpetua, machuca mais, e a placa de gordura aumenta. Tudo no corpo depende de equilíbrio e, quando ele se perde, o sistema de defesa pode acabar prejudicando em vez de ajudar.

Assim, essa inflamação silenciosa tem influência direta no processo de formação das placas de gordura, porque estamos perpetuando um ambiente propício a isso e, consequentemente, prejudicial ao nosso coração.[28] Precisamos olhar para esse cenário de modo mais pragmático; ou seja, não adianta apenas cuidar da pressão, da diabetes, não fumar, ter o colesterol controlado e fazer um pouquinho de atividade física para estar com a vida ganha. Não é tão simples assim. Sabemos dos fatores comuns, mas deixamos a inflamação de lado, e ela é fundamental para potencializar o problema. A doença cardiovascular é *inflamatória*.

Façamos uma comparação rápida, então: considere um homem de 35 anos com sobrepeso, fumante, diabético e cujos hábitos alimentares são ruins, com excesso de ultraprocessados, álcool e comidas de baixo teor nutritivo. Imagine agora o processo inflamatório dele. Será que está desinflamado? Se você está me acompanhando, provavelmente já sabe que não. Apesar de eu ter escolhido um exemplo clássico e mais negativo, é possível ter um corpo aparentemente saudável que também está inflamado, assim como vimos no Capítulo 2, na história do atleta que perdeu a vida após uma prova. Ali também existiu um processo inflamatório, decorrente da quantidade de toxinas liberadas no corpo com quantidades exacerbadas de exercícios. Em ambos os casos, os indivíduos produzem substâncias contra si mesmos, maltratando os órgãos lenta e cronicamente com uma inflamação não contida. A alimentação ruim, rica em ultraprocessados, é outro fator que influencia esse processo inflamatório, assim como o consumo excessivo de açúcar. O envelhecimento, por si só, também representa risco nesse sentido, porque o corpo sofre mudanças e produz mais radicais livres.[29]

---

28 *Ibidem*.

29 BAECHLE, J. J. *et al*. Chronic inflammation and the hallmarks of aging. **Molecular Metabolism**, v. 74, 2023, 101755. Disponível em: https://doi.org/10.1016/j.molmet.2023.101755. Acesso em: 11 jun. 2025.

Hoje, já existem estudos sobre a relação entre essa inflamação silenciosa e os mais variados – e até mesmo improváveis – problemas de saúde, como doenças cardiovasculares, câncer, diabetes mellitus, doenças renais crônicas, doença hepática gordurosa não alcoólica e distúrbios autoimunes e neurodegenerativos. Mais de 50% das mortes globais são atribuíveis a doenças relacionadas à inflamação, incluindo doenças cardíacas isquêmicas, acidentes vasculares cerebrais e câncer.[30]

Podemos ir além: a obesidade, especialmente quando há gordura visceral, é um gatilho importante para a inflamação.[31] Fato curioso: se medir a sua circunferência abdominal, é possível saber se você provavelmente está em um processo inflamatório, considerando 102 cm para homens e 88 cm para mulheres.[32] Se o valor da fita métrica for igual ou superior a esses números, fique atento. É bem provável que exista inflamação silenciosa na sua vida. Além disso, dietas ricas em alimentos ultraprocessados e pobres em ômega-3 podem aumentar a inflamação. Por outro lado, também já foi documentado que populações não industrializadas apresentam baixas taxas de doenças inflamatórias crônicas por terem estilos de vida e dietas mais naturais.[33]

Esse mecanismo inflamatório e as suas consequências estão explicados de modo mais simples na imagem a seguir.

---

30 FURMAN, D. *et al. op. cit.*

31 *Ibidem.*

32 VARELLA, D. Circunferência abdominal | Artigo. **Drauzio Varella**, 24 mar. 2014.

33 FURMAN, D. *et al. op. cit.*

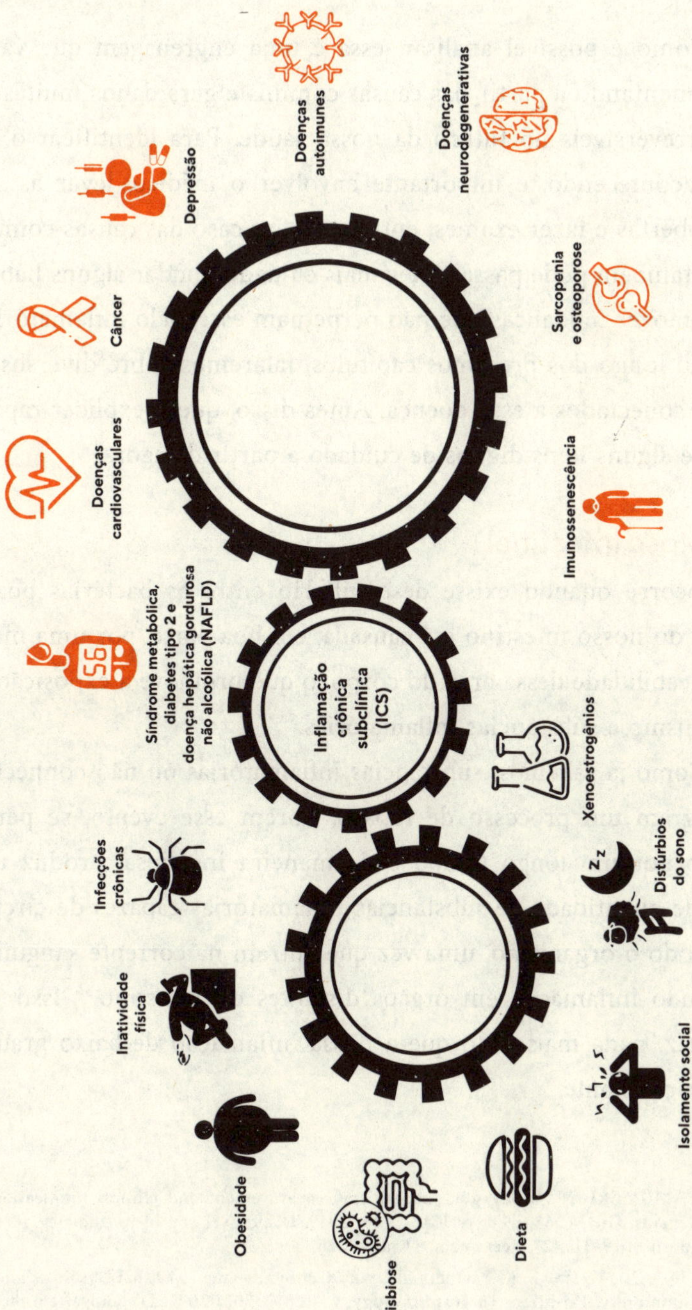
Doenças cardiovasculares
Câncer
Depressão
Doenças autoimunes
Doenças neurodegenerativas
Sarcopenia e osteoporose
Imunossenescência
Síndrome metabólica, diabetes tipo 2 e doença hepática gordurosa não alcoólica (NAFLD)
Inflamação crônica subclínica (ICS)
Xenoestrogênios
Infecções crônicas
Distúrbios do sono
Inatividade física
Isolamento social e estresse crônico
Obesidade
Dieta
Disbiose

Como é possível analisar, essa é uma engrenagem que vai se movimentando a partir das causas comuns e gera danos muitas vezes irreversíveis no futuro da nossa saúde. Para identificar o que está acontecendo, é importante envolver o médico, levar as suas descobertas e fazer exames; entretanto, no caso das causas comuns, você também pode passar a ter mais cuidado, mudar alguns hábitos e promover mudanças que não perpetuam esse ciclo inflamatório.

Ao longo dos próximos capítulos, falaremos sobre diversos fatores conectados a essa doença. Antes disso, quero explicar rapidamente alguns itens dignos de cuidado a partir de agora.

Disbiose intestinal

Ela ocorre quando existe desequilíbrio entre as bactérias boas e ruins do nosso intestino e é causada, em boa parte, por uma maior permeabilidade dessa área do corpo, o que promove a exposição do organismo a substâncias inflamatórias.[34]

Como já sabemos, substâncias inflamatórias ou não conhecidas deflagram um processo de reparo. Porém esse evento, se perpetuado por um longo tempo e de maneira insidiosa, produz uma grande quantidade de substâncias inflamatórias capazes de circular por todo o organismo, uma vez que entram na corrente sanguínea, ativando inflamação em órgãos distantes do intestino.[35] Isso, por sua vez, nada mais é do que a nossa inflamação de baixo grau de modo constante.

---

34 CAMILLERI, M. Leaky gut: mechanisms, measurement and clinical implications in humans. **Gut**, v. 68, n. 8, p. 1516-1526, 2019. Disponível em: https://doi.org/10.1136/gutjnl-2019-318427. Acesso em: 11 jun. 2025.

35 KINASHI, Y.; HASE, K. Partners in Leaky Gut Syndrome: Intestinal Dysbiosis and Autoimmunity. **Frontiers in Immunology**, v. 12, 673708, 2021. Disponível em: https://doi.org/10.3389/fimmu.2021.673708. Acesso em: 11 jun. 2025.

SÃO AS ESCOLHAS QUE VOCÊ FARÁ DAQUI PARA A FRENTE QUE TÊM O PODER DE MUDAR A SUA SAÚDE.

A SAÚDE DO CORAÇÃO NA ERA DA ALTA PERFORMANCE

@dr.gustavomrodrigues

Entender que o intestino é uma possível fonte de inflamação silenciosa é fundamental para cuidarmos da nossa saúde. Destaco, inclusive, que o uso de antibióticos, o excesso de alimentos processados e ultraprocessados, bem como o uso crônico de corticoides e de inibidores de bomba de prótons (por exemplo, o omeprazol), podem desencadear essa situação, levando a mais riscos associados.

Sendo assim, a disbiose intestinal é uma alteração específica e um grande fator para doenças ateroscleróticas e inflamatórias em geral. O seu médico já perguntou como está o seu intestino? Você já se perguntou como está o seu intestino? Se não, é hora de rever.

Isolamento social / Modelos mentais

Aqui se destacam pessoas introspectivas, ansiosas, que se cobram muito e terminam, em algum momento, elevando um hormônio muito importante, que é o cortisol. Quando isso acontece, deflagramos inflamação.

Para melhorar o isolamento social, a minha sugestão é tentar cultivar relações significativas com amigos, familiares ou grupos de interesse, mas você também pode tentar participar de atividades em comunidade, como voluntariado ou aulas coletivas. Autoconhecimento e autorresponsabilidade também são essenciais no controle desses fatores.

Intoxicação ambiental

Estamos expostos a substâncias químicas presentes no ar, na água, nos alimentos e até mesmo em produtos de limpeza que utilizamos diariamente. Para minimizar os efeitos nocivos disso tudo, a minha sugestão é buscar alimentos orgânicos, evitar armazenar alimentos em plástico e comprar produtos de limpeza e higiene pessoal que sejam naturais ou menos tóxicos. Ter um bom filtro de água também pode ajudar a reduzir a exposição a substâncias que nos contaminam.

Exposição a pesticidas e herbicidas

Opte por alimentos orgânicos sempre que conseguir. Se não for possível, lave bem as frutas e os vegetais antes de consumi-los. Os agrotóxicos e defensivos agrícolas são considerados agentes disruptores da homeostase orgânica, ou disruptores endócrinos, com impacto direto e indireto nos nossos sistemas fundamentais, como o neuroendócrino, o imunológico, o gastrointestinal e o hepatorrenal. Essas substâncias, portanto, agem como se fossem hormônios e são capazes, algumas vezes, de "ativar" receptores hormonais e deflagrar as suas ações – com frequência de modo inadequado.

Por sua vez, essa exposição pode gerar neurotoxicidade e alterações cognitivas por meio de neurotoxinas, afetando neurotransmissores e promovendo alterações de humor, concentração, memória e sono. Podemos também desenvolver fadiga crônica e disfunções das mitocôndrias, as usinas geradoras de energia dentro de cada célula.

Alguns agrotóxicos, como o glifosato, afetam negativamente a microbiota intestinal, reduzindo a diversidade bacteriana, ou seja, gerando a disbiose, promovendo o *leaky gut*, que explicarei adiante, e facilitando a translocação de toxinas e antígenos, com o aumento da inflamação sistêmica.

Além disso, podem provocar a ativação constante do sistema imune inato devido à exposição persistente, o que caracteriza, por fim, a inflamação silenciosa – a base fisiopatológica para doenças cardiovasculares.

Procurar fazer boas escolhas na hora de se alimentar, portanto, é uma medida fundamental para uma saúde plena.

Contaminação por metais pesados

Mercúrio, chumbo e arsênio infelizmente são metais que podem se acumular no corpo e causar inflamação. Para reduzir esses fatores, prefira produtos de higiene pessoal naturais, utilize um bom filtro de água e coma alimentos antioxidantes.

Estresse elevado

Com estresse elevado, também cresce a circulação de cortisol em nosso organismo, o que influencia negativamente a inflamação. Para melhorar isso, faça atividade física e busque técnicas de relaxamento, como meditação, ioga e respiração profunda. Invista no seu sono.

Sei que esse tema é realmente um grande desafio no mundo moderno e agitado em que vivemos, mas posso garantir que a primeira atitude a ser tomada é identificar a necessidade de mudança. A partir daí, você conseguirá se movimentar para as soluções.

Xenoestrogênios

Xenoestrogênios podem ser encontrados em pesticidas, plásticos e cosméticos, então prefira armazenar alimentos em recipientes de vidro (ou outro material), priorize cosméticos naturais e use panelas de aço inoxidável ou vidro em vez de teflon ou alumínio. Além disso, alimentos orgânicos têm menor chance de conter xenoestrogênios.

Essas são algumas medidas simples e úteis para começar a conter a inflamação silenciosa e melhorar a sua saúde como um todo. É possível, entretanto, que você esteja com a sensação de que a solução seria deixar a sua casa e ir morar em um iglu. Fique tranquilo! Não é incomum o conhecimento gerar certo desconforto no início. Mas ele também salva.

O segredo é fazer boas escolhas, pois assim o nosso organismo terá capacidade fisiológica para se adequar e voltar ao equilíbrio. Tudo aquilo que está em excesso exige cuidado. O objetivo é trazer a clareza para que esse equilíbrio seja mais fácil de ser atingido. Percebe?

Não podemos viver em uma bolha e precisamos cuidar para que a saúde não piore, mas, sim, melhore. Esse é o foco! Costumo falar que, se cuidar do coração fosse tão simples quanto apenas tomar um remédio, colocaríamos esse medicamento na água. Nas torneiras de todas as residências já teríamos água para consumo com o remédio que mudaria tudo. Mas não é assim. São ações, boas escolhas que precisamos fazer ao longo da vida.

As escolhas que você fez até agora trouxeram você para cá. São as escolhas que você fará daqui para a frente que têm o poder de mudar a sua saúde.

E lembre-se: nunca é tarde. A melhor hora para cuidar de si foi ontem. A segunda melhor é agora. Porque nunca é tarde para reescrever a própria história com saúde, consciência e amor-próprio. Viemos ao mundo para sermos felizes e temos uma grande dádiva: o nosso corpo e a nossa saúde.

CAPÍTULO 6

FATORES DESENCADEADORES E CUIDADOS PARA O CONTROLE DELES

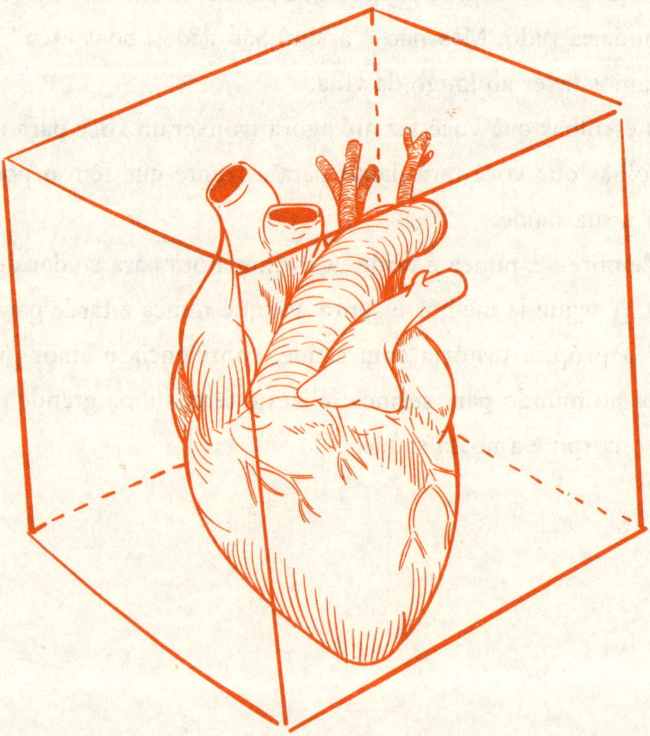

Certa vez, fui buscar um dos meus pacientes na recepção, como sempre faço, e ali, falando com a minha secretária, estava o filho de outro paciente, pegando os exames do pai. Aproveitei o momento para conversar por alguns minutos, perguntei como o pai estava, e o filho respondeu: "Ah, doutor, ele está bem, sim, mas está dando muito trabalho, está muito difícil. Agora resolveu que quer comprar cinco cabeças de gado. Cinco, você acredita?! E não há nada nem ninguém que tire isso da cabeça dele". Dei risada, pedi que ele mandasse um abraço para o pai e nos despedimos.

Como o paciente da minha próxima consulta estava ali, ouvindo tudo, quando entramos no consultório ele contou que havia ficado curioso e queria saber qual era a história que tinha ouvido na recepção. Então contei e aproveito para trazer para você também: enquanto escrevo este capítulo, esse meu paciente tem 94 anos. Hoje, ele quer comprar cinco cabeças de gado, mas, quando chegou pela primeira vez para se tratar comigo, não se locomovia muito bem e precisava de uma cadeira de rodas para ajudá-lo. Isso acontecia não porque tinha lesionado a coluna, mas sim porque o seu nível de mobilidade era muito baixo. A saúde estava em frangalhos, e não só a saúde do coração. Tudo o que fizemos foi tão importante que o seu corpo recebeu as mudanças de braços abertos, e ele passou a viver muito melhor. E quem não quer isso?

Não posso dizer que ele é um "foguete", afinal, já tem 94 anos e existem limitações normais da idade, mas está vivo, fazendo planos, tem autonomia e, em vez de ser completamente dependente, agora está com um novo objetivo: comprar cinco cabeças de gado. Acho isso muito poderoso! Em outras palavras, podemos falar que ele também está tomando decisões. E, assim como ele, chegou o seu momento de tomar mais algumas.

Uma vez que ficou claro o impacto da inflamação crônica subclínica ou inflamação silenciosa, o próximo passo é seguir para a pergunta do milhão: o que inflama? No capítulo anterior, comecei a falar sobre pontos importantes. Neste capítulo e nos subsequentes, abordaremos os temas aos poucos para que você possa, cada dia mais, tomar novas **pílulas de decisão**, seja para fazer um acompanhamento médico mais adequado, seja para já implementar mudanças que são simples e podem ser feitas a partir de agora. Em outras palavras, entender o conceito da inflamação é o início. Cuidar dela é o próximo passo, que daremos a partir de agora.

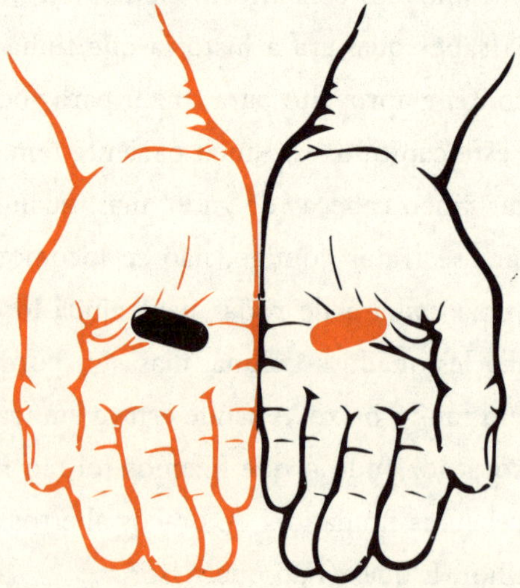

ALIMENTAÇÃO E OBESIDADE

Quando pensamos na pergunta do milhão que comentei anteriormente, costumo brincar com os meus pacientes e falar que a resposta é simples: de modo disparado, no topo do ranking está a alimentação inadequada. A alimentação – ou seja, a qualidade e a quantidade dos alimentos que consumimos – é o fator mais importante para inflamar ou desinflamar o nosso corpo, o que, por sua vez, tem influência direta no nosso coração.

Na introdução, fiz uma analogia simples sobre comprar uma Ferrari e abastecer com combustível batizado. Você se lembra? Era um princípio para entender a relevância de cuidar do nosso corpo, da nossa Ferrari. A alimentação é parte desse combustível. O modo como nos alimentamos define a nossa saúde. Ponto-final. Então precisamos comer com maior qualidade e em quantidade adequada para oferecer o melhor ao nosso corpo. Não há dúvidas quanto a isso.

Entretanto, vejo que o fator alimentação é bastante desafiador na vida moderna. Sabe por quê? Estamos rodeados de produtos e facilidades que não nos fazem bem. Hoje, inclusive, muitas vezes fica mais barato pedir um fast-food de baixo teor nutritivo do que ir ao mercado e comprar ingredientes para fazer algo saudável. Temos processados, ultraprocessados, bebidas e comidas com altíssimo teor de açúcar, de gordura ruim e por aí vai. Isso leva, em muitos momentos, as pessoas a fazerem escolhas ruins, que afetam a saúde do próprio coração e do corpo todo.

Além disso, quando pensamos em alimentação, muitas vezes fica ainda mais difícil abordar o tema porque comer é um ato **afetivo**. Um exemplo prático: imagine uma pessoa que tem intolerância à lactose, porém, quando criança, recebia todos os dias da mãe um copo de leite morno com bastante achocolatado antes de dormir. Nesse caso, não se trata apenas de um copo de leite com achocolatado, e sim de uma memória afetiva. Será fácil tirar esse hábito? Com toda certeza, não. Para essa pessoa, o leite faz mal, inflama, mas ela não consegue abandonar a sensação de bem-estar criada na infância. Por esse motivo, mudar a alimentação – principalmente quando relacionada às memórias afetivas – é tão complicado. Mas em muitos momentos será necessário. A conveniência não pode vencer as nossas escolhas. E mais: adultos fazem o que é preciso, simples assim.

Então, o que eu costumo orientar inicialmente é: coma comida de verdade. Descasque mais, desembrulhe menos. E o que isso significa? Em vez de prateleiras cheias de produtos ultraprocessados, prontos para consumo, cheios de aditivos, conservantes, açúcares e gorduras ruins, busque aquilo que poderá ser descascado, cortado e preparado, como frutas, legumes, vegetais, cereais integrais, oleaginosas e proteínas frescas. Esses alimentos são ricos em nutrientes essenciais ao nosso corpo, como vitaminas, minerais e antioxidantes, que nos ajudam a combater o processo inflamatório e, consequentemente, a proteger o coração.

Quando priorizamos o "descascar" em vez do "desembrulhar", estamos escolhendo tudo aquilo que nutre o nosso organismo, não apenas a nossa vontade afetiva. Como consequência, reduzimos o risco das doenças cardiovasculares.

Já no "desembrulhar", precisamos pensar que são produtos pensados para durar o máximo nas prateleiras e agradar o paladar, o que muitas vezes sobrecarrega o nosso sistema com ingredientes artificiais, excesso de sódio, açúcares refinados e gorduras trans. Essas opções também favorecem o aumento do peso, e vale lembrar que a obesidade é um fator de risco para a inflamação se perpetuar e os problemas do coração aparecerem. Isso acontece principalmente porque tal condição propicia o aumento da gordura visceral, que consiste no acúmulo do tecido adiposo na cavidade abdominal entre os órgãos e é um fator perigosíssimo para doenças do coração.[36] Esse fato "sinaliza" constantemente o corpo com um fator agressor – a gordura visceral –, fazendo com que se inicie um processo de "defesa" e crie inflamação, que pode se perpetuar de maneira lenta e insidiosa, expondo-nos a riscos graves de saúde e de desenvolvimento de doenças crônicas, principalmente doenças cardiovasculares.

Então, o meu convite aqui é simples: olhe para o seu prato e pergunte-se quantos alimentos que estão ali vieram embalados e quantos vieram da terra. Se a maior parte das escolhas vier de sacos plásticos ou caixas, é hora de reavaliar o que você está comendo. Vá mudando aos poucos e perceba que a ideia não é ser radical, mas sim buscar o equilíbrio para que você tenha a quantidade de nutrientes adequada para promover saúde.

Trata-se de fazer boas escolhas. Esse é o grande segredo, e nesse quesito o conhecimento é o nosso maior aliado. Quanto mais compreendermos os malefícios dos excessos, compreendermos as composições dos alimentos industrializados e, principalmente, a importância da comida de verdade, todas essas escolhas ficarão mais simples.

Comida de verdade não é apenas combustível bom, é remédio. E dos poderosos. Como já dizia o grande filósofo Hipócrates, em 500 a.C.: "Que seu remédio seja seu alimento, e que seu alimento seja seu remédio".[37]

---

36 FURMAN, D. *et al. op. cit.*

37 HIPÓCRATES. **Corpus Hippocraticum**.

DISBIOSE INTESTINAL

Você já ouviu falar sobre *leaky gut*? Para compreender melhor essa ideia, quero que imagine a rede de proteção de um ginásio de esportes. Quando assistimos a um jogo de futebol ao vivo em um espaço como esse, a rede é usada para nos proteger e evitar que a bola saia do campo, certo? Nosso intestino funciona da mesma maneira: existe uma barreira, formada por células, que permite a passagem de nutrientes importantes ou impede a passagem de substâncias indesejadas, como microrganismos prejudiciais, bactérias, toxinas etc. O intestino usa essa rede de proteção para que as substâncias não "saiam do campo", ou seja, não sejam transportadas para a corrente sanguínea.

No entanto, se essa rede começa a ser danificada e fica com alguns "buracos", muito provavelmente durante o jogo a bola pode ser chutada e chegar ao público. Em nosso corpo, esses buracos são chamados de *leaky gut*, uma condição também conhecida como síndrome do intestino permeável, que nada mais é do que o ponto em que a barreira intestinal não exerce a função que deveria e acaba permitindo a passagem de substâncias indevidas para o sangue.[38] Se você está atento a tudo o que estamos falando, já deve imaginar que isso gera desequilíbrio para o organismo. Gera inflamação.

Nesses espaços abertos, sem uma barreira protetora adequada, acabam passando toxinas como os lipopolissacarídeos (LPS) – pedacinhos de partículas que ficam na membrana celular de bactérias gram-negativas e, quando entram em contato com o corpo, acabam ativando o sistema imunológico, assim como um invasor faria, e

---

[38] CAMILLERI, M. *op. cit.*

gerando um processo inflamatório constante. Essa inflamação também é sinalizada em outras partes do corpo por meio da corrente sanguínea, uma vez que a rede de proteção está danificada, e o círculo vicioso é mantido.

Assim, ter essa condição é estar em um processo de disbiose intestinal, porque se trata de uma desregulação entre bactérias boas e ruins que prejudica o corpo e o coração.

E como isso acontece? O *leaky gut* é causado por dietas ricas em açúcar e pobres em fibras, bem como ingestão de agrotóxicos, alimentos com corantes, saborizantes e adoçantes artificiais, proliferação do fungo cândida e excesso de medicamentos (entre eles, corticoides, antibióticos e bloqueadores da bomba de próton). Para tratar, alimente-se melhor, coma comida de verdade. Isso, por si só, já é um grande ponto para que a sua barreira de proteção seja efetiva.

O PARADOXO DOS ÔMEGAS

Hoje, muito se fala sobre a importância da suplementação de ômega-3,[39] porém pouco se entende sobre o assunto entre o público leigo. Há também o ômega-6, e as nomenclaturas podem confundir às vezes. De modo resumido: ambos são ácidos graxos; contudo, enquanto o ômega-3 é conhecido por possuir propriedades anti-inflamatórias, o ômega-6 é pró-inflamatório e precisa ser consumido com cuidado.

[39] O'CONNOR, A. Saúde cardíaca dos esquimós estimulou febre do óleo de peixe. **Gazeta do Povo**, 13 abr. 2015. Disponível em: https://www.gazetadopovo.com.br/mundo/new-york-times/saude-cardiaca-dos-esquimos-estimulou-febre-do-oleo-de-peixe-5qc17g9ir1fhsxyn8ox20but5/. Acesso em: 23 maio 2025.

Também conhecido como ácido linoleico, o ômega-6 costuma ser encontrado em óleos vegetais, como óleo de soja, de milho e de girassol, maionese e oleaginosas.

Já o ômega-3 atua como se fosse um "calmante" para o corpo. Ajuda a reduzir a inflamação e protege o sistema cardiovascular.[40] É encontrado em alguns alimentos da família dos peixes, como salmão selvagem, sardinha e arenque, e em alguns vegetais, como chia e linhaça. Convém destacar que tudo no corpo é um equilíbrio, e esse equilíbrio entre inflamação e anti-inflamação é imprescindível para a manutenção da saúde.

Porém, na nossa dieta, o consumo de ômega-3 costuma ser insuficiente para gerar um processo desinflamatório no organismo em relação ao equilíbrio necessário com o ômega-6. Referências discutem que a dieta ocidental moderna tem uma razão de ômega-6 para ômega-3 que varia de 10:1 a 25:1, significativamente mais alta do que a razão de cerca de 1:1 na dieta sobre a qual os seres humanos evoluíram.[41] Isso mesmo, estamos falando de um desequilíbrio gigantesco que pode gerar inflamação, prejudicar o endotélio vascular e aumentar o risco de doenças do coração.

Eu mesmo, que faço suplementação e tenho uma alimentação saudável, fiz o exame há alguns meses e estava com 5:1. Mudei hábitos, melhorei a qualidade do que eu como, aumentei a dose do meu ômega-3, e esse índice diminuiu. Hoje, já é possível medir essa relação no nosso organismo. A partir dessa informação, fica

---

[40] BÄCK, M.; HANSSON, G. K. Omega-3 fatty acids, cardiovascular risk, and the resolution of inflammation. **The FASEB Journal**, v. 33, n. 2, p. 1536-1539, 2019. Disponível em: https://doi.org/10.1096/fj.201802445R. Acesso em: 11 jun. 2025.

[41] SIMOPOULOS, A. P. The Importance of the Omega-6/Omega-3 Fatty Acid Ratio in Cardiovascular Disease and Other Chronic Diseases. **Experimental Biology and Medicine**, v. 233, n. 6, p. 674-688, 2008. Disponível em: https://doi.org/10.3181/0711-MR-311. Acesso em: 11 jun. 2025.

mais fácil individualizar as doses, porém você precisará levar esse assunto ao seu médico para que possa tratar o seu caso isolado. Assim estará munido de conhecimento e pronto para entender o que precisa ser feito.

ESTRESSE EM EXCESSO

Esse talvez seja um dos grandes males da humanidade, principalmente porque vivemos em um mundo incerto e veloz. Essas duas características nos fazem ter dificuldade para lidar com o dia a dia, e muitas vezes pensamos mais no futuro do que propriamente no presente – hábito bastante responsável por gerar o transtorno de ansiedade.

Apesar de ser um mecanismo de defesa cujo objetivo é a proteção, o estresse em excesso também pode ser prejudicial para o organismo, porque funciona como um ambiente propício à inflamação e, como resultado, prejudica o coração. Isso se dá porque essa condição libera o cortisol no corpo, um hormônio glucocorticoide produzido pelas glândulas adrenais e que atua na regulação da pressão sanguínea, nos níveis de glicose no sangue, na regulação do humor e muito mais. Ele é o hormônio da "tomada de decisão": ou fujo ou brigo.

Em situações práticas, de curto prazo, esse hormônio é excelente e fundamental porque nos protege das "emergências". Entretanto, ao ser liberado em níveis elevados no longo prazo, pode desequilibrar outros hormônios importantes, alterar o sistema imunológico e contribuir para a inflamação silenciosa.[42] Esse modelo mental de

42 ORTIZ, R. *et al.* Cortisol and cardiometabolic disease: a target for advancing health equity. **Trends in Endocrinology and Metabolism**, v. 33, n. 11, p. 786-797, 2022. Disponível em: https://doi.org/10.1016/j.tem.2022.08.002. Acesso em: 11 jun. 2025.

CONTROLAR O ESTRESSE É CUIDAR TAMBÉM DO CORAÇÃO E DA LONGEVIDADE.

A SAÚDE DO CORAÇÃO NA ERA DA ALTA PERFORMANCE

@dr.gustavomrodrigues

estresse elevado está associado a perfis ansiosos e deprimidos, o que, por sua vez, também é prejudicial.

Assim, é preciso ter cuidado com o estresse. Com exame, também já é possível medir o cortisol, porém, você pode adotar estratégias de descompressão para melhorar a sua saúde mental, como ioga, meditação, mindfulness e privilegiar a construção de relações interpessoais mais saudáveis.

Controlar o estresse é cuidar também do coração e da longevidade.

DOENÇAS CRÔNICAS NÃO TRATADAS

Hipertensão, diabetes, doenças autoimunes, doenças reumatológicas ou qualquer outra doença crônica não tratada, ou tratada de maneira inadequada, que não estejam compensadas entram como fatores de risco para a saúde do coração e para a inflamação do corpo. Tudo isso nos faz "lutar" contra nós mesmos, inflamando, gerando um ambiente que não consegue devolver o estado de equilíbrio das nossas células. Vejamos, então, como isso age em nosso corpo.

A hipertensão arterial, também conhecida como pressão alta, causa danos aos vasos sanguíneos, microlesões que agridem o corpo e contribuem para o desenvolvimento de placas de gordura. Já a diabetes, o excesso de glicose no sangue, promove a inflamação pela formação de compostos químicos que não fazem bem ao organismo e agridem diretamente o endotélio vascular, causando lesão direta em alguns órgãos-alvo, como retina, rins e sistemas vascular e nervoso. No caso das doenças autoimunes, o corpo ataca células saudáveis, gerando uma "confusão" entre o que é ou não uma ameaça e fazendo com que os vasos sejam prejudicados. Por fim, as doenças reumatológicas não tratadas provocam um processo inflamatório constante, que também afeta o sistema cardiovascular.

Em suma, é preciso cuidar. É preciso estar atento e, se for o caso, conversar com o seu médico sobre o tratamento adequado para você. Lembre-se: as nossas escolhas desempenham papel importante no nosso resultado. O plantio sempre será facultativo a cada um de nós, porém a colheita é inevitável. Vamos pensar em manter o nosso terreno biológico sempre saudável para que possamos plantar sementes prósperas e frutíferas.

ENFIM, O ENVELHECIMENTO

Talvez essa seja uma informação completamente nova para você, mas uma das maiores causas fisiológicas da inflamação é chamada de envelhecimento. *Como assim, dr. Gustavo*? É exatamente isso. O próprio envelhecimento é capaz de fazer alterações em nosso manual de instruções, o que acaba nos agredindo. E todos nós passamos ou passaremos por isso? Sim! Porém alguns com maior qualidade (seguindo os cuidados que estamos discutindo aqui) e outros com menor qualidade.

Enquanto envelhecemos, os hormônios naturalmente decaem, e eles também funcionam como protetores para o organismo. É importante destacar que nós envelhecemos por declínios hormonais, e não o contrário. Envelhecemos porque os hormônios caem, e isso se dá a partir dos 30 anos, de modo mais rápido ou mais lento a depender da pessoa, mas o fato fisiológico é que eles reduzem ao longo do tempo. Isso vale para todos os hormônios, e não somente testosterona e estrogênio; estamos falando de melatonina, cortisol, hormônios tireoidianos, de DHEA, pregnenolona, ocitocina, entre outros. Ao envelhecermos, também absorvemos menos nutrientes pela nossa alimentação, por duas razões importantes: em primeiro lugar, porque deixamos de produzir um número adequado de enzimas digestivas, e, em segundo, porque acontece um aumento do PH do estômago e do intestino, o que faz com que o nível de absorção caia e perpetue esse ciclo.[43] Logicamente, se absorvermos menos nutrientes, ficaremos deficientes para que o nosso "manual de instruções" possa funcionar de modo adequado.

Precisamos consumir proteínas, carboidratos, minerais, vitaminas e fibras de boa qualidade e em quantidade adequada. No processo de envelhecimento, isso é mais indispensável ainda para que a nossa saúde seja cuidada. Além disso, ao envelhecermos, ocorre o aumento do estresse oxidativo, assunto sobre o qual falaremos com mais detalhes no próximo capítulo.

Portanto, cuidar do processo de envelhecimento, fazer exames, conversar com o médico sobre a necessidade de suplementação ou de outros cuidados é importantíssimo para a saúde do coração. Não são medidas capazes de retardar o envelhecimento – afinal, este é inevitável –, porém elas farão com que o envelhecimento seja o mais saudável possível, assim como tem sido para o meu paciente de 94 anos, que mencionei no início do capítulo. É o que nos dará plena longevidade, raciocínio, independência e músculo. É o que nos permitirá ter a capacidade de sair de uma cadeira de rodas sem mobilidade aos 90 anos e conseguir usar o banheiro sozinho. Isso, sim, é tomar boas decisões.

E aí, já está mais empoderado pelo conhecimento? Aperte os cintos para a viagem pelo universo de conceitos poderosos para a sua saúde. Vamos em frente!

---

43 BAECHLE, J. J. *et al. op. cit.*

CAPÍTULO 7

ESTRESSE OXIDATIVO

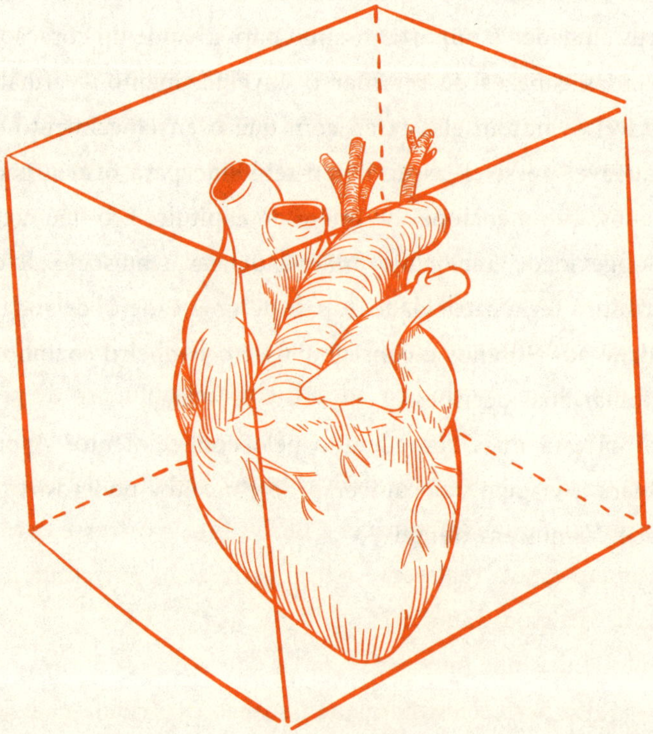

A posto que, ao ler o título do capítulo, você automaticamente pensou: *Estresse oxidativo? Para este capítulo sei bem do que estamos falando. O estresse é uma reação natural do organismo, que funciona como resposta para situações de ameaça ou perigo. Nisso tudo estou bem-informado, vai ser fácil*! Se for esse o seu caso, acertou na trave.

Com o estresse oxidativo, realmente estamos falando sobre uma reação do organismo em resposta a alguns fatores, e de fato será fácil – até porque me esforçarei ao máximo para explicar do modo mais simples possível –, porém o foco aqui não é o estresse emocional, o que sentimos ao lidar com desafios, deixando-nos "estressados".

Essa confusão é muito comum. A cada dez pacientes que recebo, diria que pelo menos oito confundem o estresse emocional com o estresse oxidativo. Meses atrás, atendi um paciente de 60 anos que foi ao consultório porque o médico do trabalho, depois de realizar um exame periódico, identificou um aumento de pressão que ele nunca havia tido. Estava com pressão alta. Chegou com essa queixa, mas, depois que conversamos, ficou ainda mais preocupado porque, quando comecei a falar sobre o estresse oxidativo, me disse que estava realmente muito estressado por conta do trabalho e de questões familiares.

Contou que tinha muitas demandas, que o chefe cobrava demais, que era muito perfeccionista e que isso não contribuía nada para a situação, porque queria fazer as entregas perfeitas. Relatou também que estava muito ansioso pela aposentadoria, porém vivendo um drama pessoal com a mudança das regras da previdência social e, consequentemente, o adiamento do período em que ele poderia ter o seu descanso merecido. Falou que estava frustrado, desmotivado e sentindo-se muito, mas muito estressado por conta disso tudo.

Além disso, disse que estava tendo problemas com o filho mais velho, que estava vivendo um processo de separação da esposa e sofrendo, deprimido, sem sair de casa, o que contribuía ainda mais para o seu estresse, porque queria ajudar, mas não sabia como. Em virtude de todos esses fatores, estava dormindo mal – até porque esse estresse contribui, sim, para um sono ruim –, com sobrepeso e não conseguia fazer atividade física. E se você ficou curioso sobre o desfecho dessa história, leia até o fim do capítulo, porque contarei as medidas que tomei com esse paciente.

Assim, apesar de ele ter se referido a um estresse que tem relação direta com o estresse oxidativo, são temas divergentes e que precisam ser entendidos por você a partir de agora. Meu paciente estava certo em se preocupar com o seu estresse por esses fatores que comentou, mas estava se referindo ao estresse emocional, e não ao oxidativo. E o que é, então, o estresse oxidativo?

Para compreender o tema, é preciso primeiro saber sobre os radicais livres, moléculas que o corpo produz com número ímpar de elétrons na última camada eletrônica,[44] o que faz com que fiquem muito instáveis e reativas, isto é, podem reagir quimicamente com outras substâncias de modo rápido e intenso, porque buscam um

[44] RADICAIS livres e antioxidantes: o que são e como atuam. **Essential Nutrition**, 17 maio 2019. Disponível em: https://www.essentialnutrition.com.br/conteudos/radicais-livres-e-antioxidantes-o-que-sao-e-como-atuam/. Acesso em: 23 maio 2025.

elétron extra para se estabilizarem.[45] São produzidas como resultado do nosso metabolismo natural a partir do que fazemos no dia a dia, como a partir da respiração, da alimentação e até mesmo do combate às infecções. Em outras palavras, os radicais livres são o produto natural do nosso corpo e funcionam muito bem na defesa contra infecções (porque são bactericidas, viricidas e fungicidas), na comunicação celular (porque podem ser mensageiros químicos para o corpo) e no processo de melhora do condicionamento a partir da atividade física (porque ativam um processo para aumentar a resistência e aperfeiçoar a capacidade muscular).

Mas se essas moléculas são tão importantes para o corpo, porque estou abordando o tema e relacionando-o ao estresse oxidativo? É simples: imagine que os radicais livres são como uma fogueira em uma cabana de madeira na neve. A fogueira é necessária para ajudar a combater o frio, mas precisa ser contida, estar em equilíbrio para que as faíscas não se percam e destruam a casa toda de madeira. No corpo, quando em excesso, eles podem causar danos importantes e atacar componentes como as proteínas, os lipídios e até mesmo o DNA, prejudicando o modo como as células funcionam.[46] Lembre-se de que tudo no corpo é equilibrado, até mesmo entre produção de oxidação e produção de substâncias antioxidantes.

E você se lembra de que, na página 74, expliquei sobre a transformação do LDL em LDL oxidado? Como consequência do estresse oxidativo, do excesso de radicais livres, temos um ambiente

---

[45] FERREIRA, A. L. A.; MATSUBARA, L. S. Radicais livres: conceitos, doenças relacionadas, sistema de defesa e estresse oxidativo. **Revista da Associação Médica Brasileira**, v. 43, n. 1, p. 61-68, 1997. Disponível em: https://doi.org/10.1590/S0104-42301997000100014. Acesso em: 24 jan. 2025.

[46] ORŠOLIĆ, N.; JEMBREK, M. J. Targeting Oxidative Stress for Disease. **International Journal of Molecular Sciences**, v. 26, n. 6, 2692, 2025. Disponível em: https://doi.org/10.3390/ijms26062692. Acesso em: 11 jun. 2025.

favorável para que os lipídios do nosso corpo, a nossa gordura, passem por esse processo e se transformem em "gordura ruim", que nos fará mal.[47] Lá na página 35, contei também sobre um atleta que não resistiu a uma parada cardíaca e morreu. Ali, com o excesso de atividade física, ele estava produzindo muito mais radicais livres do que o corpo conseguia neutralizar com os antioxidantes.

Se você está atento, deve se lembrar de que expliquei que somos mestres em buscar o equilíbrio e combater o que nos faz mal. Fomos feitos para estar nesse processo de busca por equilíbrio para que possamos perpetuar a nossa espécie. E isso é realmente verdadeiro.

Então, para combater os radicais livres em excesso, temos os antioxidantes, moléculas cuja função é reparar os danos causados por eles, neutralizando essas moléculas instáveis antes que elas possam causar problemas maiores – e mais graves. Os antioxidantes, portanto, são como escudos. Estão dentro do corpo caminhando e "parando" os radicais livres para que eles entrem em equilíbrio, e podem ser *endógenos* ou *exógenos*. Calma, sei que os termos podem assustar, mas é bem fácil de entender: antioxidantes endógenos são aqueles produzidos naturalmente pelo corpo; já antioxidantes exógenos são os que se obtém pela alimentação. Isso mesmo, é possível comer alimentos que ajudam a combater os radicais livres, mas falaremos sobre isso ao fim do capítulo.

Sendo assim, o aumento do estresse oxidativo, sem o contrabalanço dos antioxidantes, faz com que aconteçam alterações ligadas diretamente à deflagração da sinalização da inflamação crônica subclínica. Isso porque, quando temos índices mais altos de estresse oxidativo, também aumentamos a expressão de genes

---

47 *Ibidem.*

pró-inflamatórios, o que, por sua vez, agride o corpo ao ativar o sistema imunológico, que então precisa se defender de um agente "agressor" que "não existe", maltratando os órgãos e o endotélio e, consequentemente, contribuindo para a formação de placa de gordura e doenças do coração. No desequilíbrio, isto é, quando há mais oxidação do que antioxidantes, há também lesão direta (ou dano oxidativo) aos vasos sanguíneos.

E o que faz oxidar em excesso? O que aumenta o estresse oxidativo? Em primeiro lugar, o próprio envelhecimento. Com a idade, temos certo "desbalanço" do processo de oxidação e antioxidação, principalmente porque grande parte dos antioxidantes são produzidos pelo corpo (endógenos) e as matérias-primas utilizadas nessa produção são obtidas pela alimentação. Já é amplamente estudado e conhecido o fato de que, ao envelhecermos, absorvemos menos nutrientes, o que faz com que os índices de gestão de matéria-prima para a produção de antioxidantes fiquem deficitários. Envelhecer, então, é um processo natural do aumento do estresse oxidativo.[48]

Associado ao envelhecimento, existe outro fator fisiológico importante: a dieta inadequada. Excesso de ultraprocessados, agrotóxicos, processados, gordura vegetal, fritura e açúcar são, sim, fatores de risco para o aumento dos radicais livres. A nossa alimentação pode nos favorecer ou nos desfavorecer, pode aumentar a oxidação ou ajudar a controlá-la. Precisamos comer melhor e saber escolher o que comemos.

Também há mais fatores que contribuem negativamente para o aumento do índice de estresse oxidativo, como exposição excessiva a poluentes, metais pesados (como o alumínio do desodorante) ou

[48] BAECHLE, J. J. *et al. op. cit.*

produtos tóxicos em maquiagens, por exemplo, que também pioram o quadro. Tabagismo e doenças metabólicas, como a diabetes, são marcadores importantes desse tema.[49]

Além disso, é necessário citar a exposição prolongada à radiação ultravioleta, que faz parte da luz emitida pelo Sol. Os raios UV penetram nas camadas mais profundas da pele e podem, com o tempo, gerar alterações nas células a partir da elevação da quantidade de radicais livres e, consequentemente, aumentar o estresse oxidativo. O excesso de exposição aos raios ultravioleta causa o envelhecimento precoce e pode alterar o DNA, fazendo com que as células fiquem mais suscetíveis às mutações.

Por fim, temos, sim, o estresse emocional. Assim como vimos em outro trecho do livro, organismos muito estressados passam por elevação do cortisol porque estão em constante estado de alerta, e esse hormônio em excesso também contribui para o aumento dos radicais livres e, consequentemente, para o estresse oxidativo.[50] Então, o meu paciente cuja história contei no início do capítulo não estava errado em associar o estresse emocional ao estresse oxidativo, até porque o primeiro contribui de modo ativo para a piora do segundo, mas são pontos isolados que precisam ser trabalhados.

E o que poucas pessoas sabem é que essa condição pode provocar uma mutação no nosso DNA,[51] dos ácidos nucleicos – macromoléculas feitas de nucleotídeos que compõem o DNA –, fazendo com

---

[49] JOMOVA, K. *et al.* Reactive Oxygen species, toxicity, oxidative stress, and antioxidants: chronic diseases and aging. **Archives of Toxicology**, v. 97, n. 10, p. 2499-2574, 2023. Disponível em: https://doi.org/10.1007/s00204-023-03562-9. Acesso em: 11 jun. 2025.

[50] KIM, E. *et al.* Association of Acute psychosocial stress with oxidative stress: evidence from serum analysis. **Redox Biology**, v. 47, 102138, 2021. Disponível em: https://doi.org/10.1016/j.redox.2021.102138. Acesso em: 11 jun. 2025.

[51] CADET, J. *et al.* Contribution of oxidation reactions to photo-induced damage to cellular DNA. **Photochemistry and Photobiology**, v. 100, n. 5, p. 1157-1185, 2024. Disponível em: https://doi.org/10.1111/php.13990. Acesso em: 11 jun. 2025.

que as células se alterem e, como consequência de longo prazo, levem inclusive ao desenvolvimento de câncer. Além disso, pode causar muitos problemas para a saúde, contribuindo para a formação de placas de gordura e aumentando o risco de hipertensão, aterosclerose, infarto e AVC.

O estresse oxidativo afeta a função endotelial, responsável por dilatar e contrair os vasos, o que gera, por sua vez, problemas de vasoconstrição e vasodilatação. Sabe quando você coloca a mão na água muito gelada e ela fica pálida, com as unhas um pouco azuladas? Essa é a vasoconstrição. Depois, ao colocar a mão na água muito quente, ela fica avermelhada. Essa é a vasodilatação. Isso tudo acontece pela ação do óxido nítrico no organismo, mas, com a formação excessiva de radicais livres, lesionamos o endotélio e interferimos na produção de óxido nítrico, o que prejudica esse processo de dilatar e contrair, podendo contribuir para o desenvolvimento de hipertensão.

Voltemos agora ao case com o qual comecei o capítulo: ele chegou com pressão variando entre 14/9 e 15/9, que já é considerada alta, então iniciei um tratamento medicamentoso em associação com um tratamento para antioxidação. Além disso, falamos sobre mudanças de estilo de vida, melhora na alimentação, prática regular de exercícios físicos e estratégias para ajustar o estresse e o sono. São estratégias que parecem simples, mas que fazem toda a diferença.

Tratar e cuidar dos níveis de estresse oxidativo é parte importante do conhecimento que você precisa ter para cuidar do seu coração. Leve esse tema ao seu médico, converse sobre isso, pergunte e se informe.

E quero deixar uma orientação-bônus: para combater o estresse oxidativo e aprimorar a saúde do seu coração, um dos grandes segredos é consumir alimentos ricos em antioxidantes. Eles têm o poder de neutralizar os radicais livres e ajudar a reduzir os danos causados pelo estresse oxidativo. São alimentos que protegem o corpo, contribuem para o bem-estar e previnem doenças.

Entre os antioxidantes mais poderosos estão as frutas vermelhas, como cereja, amora, romã, morango, jabuticaba, ameixa, uva roxa, mirtilo e framboesa. Essas frutas são fontes ricas em polifenóis, uma substância antioxidante que ajuda a combater o dano celular, beneficiando a saúde cardiovascular. Legumes e vegetais coloridos, como cenoura, couve, espinafre, brócolis e abóbora, que são ricos em carotenoides, outro antioxidante poderoso conhecido, também ajudam a proteger as células e os vasos.[52]

Temos, ainda, as vitaminas C[53] e E, presentes em muitas frutas e vegetais. Elas são consideradas essenciais no combate ao estresse oxidativo, e você pode encontrá-las na laranja, no limão, na goiaba, no kiwi, na acerola e no pimentão (vitamina C); e em nozes, na castanha-do-pará, na amêndoa, na semente de girassol, no pistache, no gergelim e no abacate (vitamina E).

Além de frutas e vegetais, você pode considerar o chá-verde, que é rico em catequina, outro poderoso antioxidante cuja capacidade de neutralizar os radicais livres e reduzir a inflamação é

52 GUAN, R. A Review of dietary phytochemicals and their relation to oxidative stress and human diseases. **Chemosphere**, v. 271, 129499, 2021. Disponível em: https://doi.org/10.1016/j.chemosphere.2020.129499. Acesso em: 11 jun. 2025.

53 MORELLI, M. B. *et al.* Vitamin C and Cardiovascular Disease: An Update. **Antioxidants**, v. 9, n. 12, 1227, 2020. Disponível em: https://doi.org/10.3390/antiox9121227. Acesso em: 11 jun. 2025.

bem alta. Especiarias, como cúrcuma e gengibre, também são boas nesse sentido.

Entretanto, é importante reforçar que, embora sejam alimentos que oferecem muitos benefícios, o consumo deve ser feito com moderação e acompanhamento de um médico e nutricionista. Não seria possível incluir neste livro uma recomendação geral no estilo "receita de bolo" para todas as pessoas, até porque somos seres individuais e precisamos do acompanhamento de um profissional para verificar qual é a necessidade de cada um. Mas, ao incorporar esses alimentos no dia a dia de modo gradual e balanceado, é possível, sim, promover saúde e reduzir o estresse oxidativo.

Desses alimentos, quais você vinha consumindo até agora? Como acredita que está o seu nível de estresse oxidativo? Em relação a todos os fatores que causam o aumento dos radicais livres, em quais você tem se saído melhor e em quais acha que pode fazer ajustes? Pense sobre essas perguntas. Toda mudança, quando bem-informada e acompanhada, é bem-vinda. São esses pequenos passos que vão ajudar você a blindar o seu coração cada vez mais.

CAPÍTULO 8

A GRANDE FALSÁRIA: RESISTÊNCIA À INSULINA

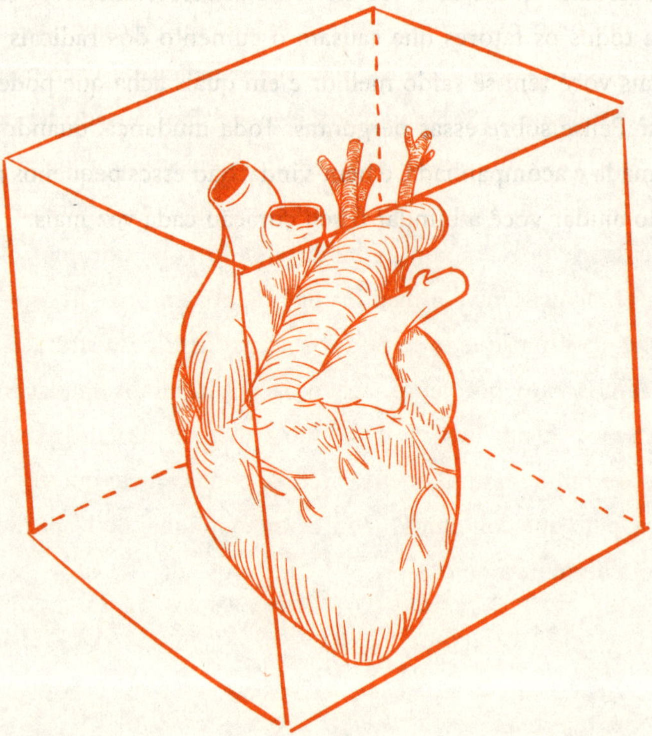

Para quem desconhece, "falsário"[54] é uma palavra que quer dizer algo ou alguém que falsifica documentos, dinheiro ou assinatura. Falsário é, em outras palavras, um falsificador. É aquele que jura falso, não cumpre as promessas que faz e, apesar de não estarmos falando aqui do longa-metragem premiado de 2007, *Os falsários*, quero apresentar outro grande falsário que pode prejudicar a saúde e o coração: a resistência à insulina.

Assim como ocorre no caso de outros fatores que podem nos prejudicar, a resistência à insulina é algo silencioso; você não sente nada ao longo de anos e anos, porém o estrago causado no corpo é gigantesco. Para mim, essa doença é uma falsária porque engana o organismo de maneira sorrateira. Diferentemente de outros problemas de saúde que acabam se manifestando com sintomas claros e evidentes, a resistência à insulina age nos bastidores, ilude o corpo e nos faz acreditar que tudo está sob controle. Ela "falsifica" a saúde. Compramos gato por lebre, achamos que estamos saudáveis, mas não estamos. E um dos motivos que a tornam difícil de tratar é o fato de ser também uma doença afetiva: começa pelo que colocamos na boca, pelo que comemos, assim como expliquei no Capítulo 6 em relação à alimentação.

54 FALSÁRIO. *In*: DICIONÁRIO Caldas Aulete da língua portuguesa. Rio de Janeiro: Lexikon, 2019. Disponível em: https://www.aulete.com.br/fals%C3%A1rio. Acesso em: 25 jan. 2025.

Para começar, quero que você entenda efetivamente o conceito de resistência à insulina. Depois, falaremos sobre como ela ocorre, quando passa a ser um problema, como é possível avaliar isso em um paciente, as consequências e o que ajuda na tomada de decisão para mudança a partir de agora. No meio de tudo isso, vou citar também alguns mitos e histórias que vi dentro do consultório.

A resistência à insulina nada mais é do que o excesso de insulina desencadeado pelo consumo excessivo de carboidratos. Esse aumento, por sua vez, leva à resistência; ou seja, o corpo produz cada vez mais insulina para, descrevendo de maneira simplória, levar a glicose do sangue para dentro das células a fim de produzir energia. Quando há uma grande quantidade de açúcar sendo consumido, o organismo responde produzindo quantidades ainda maiores de insulina para suprir essa demanda. Com o tempo, pode existir uma falha nesse mecanismo, causando o acúmulo de açúcar no próprio sangue e iniciando a diabetes mellitus tipo 2.

Explicando de modo bem simples, quando nos alimentamos, o nosso corpo pega o alimento e faz a digestão. Isso significa que os alimentos são quebrados em moléculas menores, que são levadas à nossa corrente sanguínea e têm as suas devidas funções no organismo. Quando comemos um pão ou uma melancia, por exemplo, o corpo transforma esses alimentos em glicose, um açúcar simples cuja função básica é fornecer *energia* para as células. Importante, não é mesmo? Sem glicose, eu não estaria escrevendo este capítulo. Tampouco você estaria lendo, porque não teríamos energia para sobreviver.

Olhe ao seu redor agora, quantas pessoas você vê? Imagine que o corpo de cada uma dessas pessoas funciona a partir da energia que é consumida na alimentação e transformada em glicose. Sem essa energia, nenhuma dessas pessoas estaria aí. Então podemos partir da premissa de que a glicose é indispensável para a manutenção da vida? Até certo ponto, ela é, sim, a maneira mais rápida e comum de conseguirmos energia, porém o organismo também consegue gerar energia a partir da gordura e das proteínas. Já parou para pensar qual, dentre esses três macronutrientes – carboidratos, proteínas e gorduras –, é aquele que você consome em maior quantidade? Talvez essa seja a primeira resposta para olharmos para o nosso "grande falsário".

Existe também a *insulina*, o hormônio responsável por pegar essa glicose que foi ingerida e levá-la para dentro das células. Imagine que a glicose tem o formato de uma peça de quebra-cabeça, que só se conecta à outra peça complementar: a insulina. Quando juntas, a insulina consegue entrar na célula carregando a glicose e deixá-la ali para que seja transformada em energia e usada pelo corpo. Simples até aqui, certo? Partiremos para o próximo passo, então.

Para entender melhor esse processo, quero que pense em quantidades fictícias. Imagine que tenho dez açúcares caminhando nos meus vasos sanguíneos que precisam das respectivas insulinas para serem guardados. Para levar os dez açúcares para dentro das células, eu preciso de dez moléculas de insulina. Até aqui, tudo bem! É um número razoável, o nosso corpo consegue produzir.

Mas e se, em vez de estar com apenas dez açúcares caminhando, eu estiver com 1 milhão? O nosso corpo consegue produzir apenas 900 mil insulinas, o que significa que somente 900 mil glicoses poderão entrar nas células e 100 mil ficarão de fora, andando pelos vasos sanguíneos. Quando temos 300 mil açúcares (glicoses) sobrando, o nome muda; nesse caso estamos falando de diabetes. Percebe qual é a lógica?

Isso sem contar que, para produzir essa quantidade enorme de insulina, o corpo sofre, luta e trabalha muito. Chega um momento em que apenas uma molécula de insulina não consegue mais transportar uma molécula de glicose para dentro da célula. A glicose está ali, mas agora precisa de duas ou mais insulinas para conseguir chegar à célula e virar energia. Ou seja, temos ainda mais glicose circulando e fazendo estragos.

A resistência à insulina é, portanto, o que acontece quando o pâncreas continua produzindo insulina normalmente, mas as células vão perdendo a sensibilidade ao hormônio. Como mecanismo de compensação, passamos a produzir ainda mais insulina, mantendo os níveis de glicose "normais", porém aqui entra a grande farsa. Você se sente bem, os exames de glicose podem não acusar nada de errado, mas a produção de insulina está exacerbada, nunca voltando aos níveis normais, e com grande risco de prejudicar a saúde.

Para entender melhor, veja a figura a seguir.

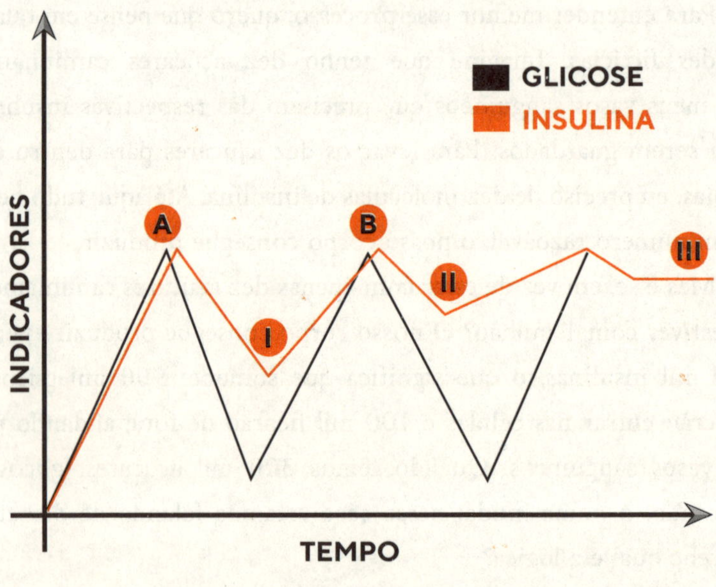

Na vertical, temos os indicadores de glicose e insulina; o primeiro é proveniente dos alimentos que ingerimos e o segundo, como você já sabe, faz parte do processo fundamental para que a célula possa receber energia e funcionar adequadamente. Na horizontal, temos o tempo. Aqui, quero que tente imaginar não só uma refeição, mas também o modo como nos alimentamos ao longo de anos e anos.

Imagine, então, que você comeu pão, muitas frutas, chocolate, e a sua glicose atingiu o pico A. Para transformar isso em energia, o seu corpo precisa produzir insulina, assim como o indicador do hormônio está representado no gráfico. Você logo se alimenta de novo, mas não deu tempo de o seu corpo diminuir completamente o índice de insulina, assim como está representado em I. Perceba a diferença enorme entre o pico de glicose e a quantidade de insulina. É possível notar que ela não abaixou completamente. Esta é a dinâmica da insulina: ela não cai agudamente como a glicose, que acabou de ser "guardada" dentro da célula pela insulina; a queda se dá lentamente. Mas já surge mais trabalho a fazer, porque você come novamente, e ela precisa transportar esses açúcares para dentro da célula, então chegamos ao pico B. A glicose diminui e, novamente, a insulina não consegue acompanhar (II); ela não decai tanto quanto deveria porque há mais açúcar do que é necessário. Chegamos, então, à resistência à insulina (III), cujo efeito é jamais conseguir baixar.

E sabe o que acontece hoje em dia? Muitos médicos e muitas pessoas não se atentam a esse fator. Olham apenas a glicose. Fazem a checagem e descobrem que ela está em 90, por exemplo. Tudo certo! Mas o número mágico da insulina, que costuma ser entre 6 e 8, está em 15. Depois de alguns anos, pode virar 20, 25, 35 e por aí vai. Ela jamais conseguirá voltar ao parâmetro normal de 6 a 8. No caso de um paciente com a insulina em 15, o movimento para colocar a glicose para dentro da célula será malfeito. Em vez de conseguir fazer isso com 15, precisará de 35, por exemplo.

A grande chave, contudo, é que essa é uma doença nutricional. Muitas vezes afetiva, assim como comentei. Está diretamente relacionada ao modo como nos alimentamos, ao que comemos, ao que estamos dando de combustível para o nosso corpo. Não tem nada a ver com a genética. "Ah, mas o meu avô era diabético, e por isso eu serei." Não funciona assim! Nós somos o que comemos e a resistência à insulina, consequentemente a diabetes, é sim pautada em nossa alimentação. E isso é indiferente para idade, gênero ou tipo físico. Quer ver só?

Recebi, há alguns anos, no consultório, um paciente de 23 anos. Era universitário e veio para uma consulta de check-up. Lembro-me de que era muito magro. Quando peguei os exames de insulina dele, o susto: o índice estava em 40. Mas como é possível? Simples: hábitos ruins. Depois que a pandemia de covid-19 havia se instalado, passou a estudar em casa, dormir tarde, ficar jogando no computador até de madrugada e era viciado em bolacha recheada. Beliscava durante a noite toda. O resultado, você já sabe.

Resistência à insulina é um problema de jovens e idosos, magros e pessoas com sobrepeso. Não há tipo físico específico para ter resistência à insulina. Esse jovem que comentei anteriormente saiu do consultório assustado, com uma receita para começar a tomar remédios e um diagnóstico que mostrava que ele estava batendo à porta da diabetes. E se ainda não ficou claro, é preciso que fique: esse prognóstico é uma construção que acontece ao longo dos anos. São os hábitos que temos que nos protegem desse caminho ou nos levam a ele. Sei que ler isso pode doer, mas é melhor doer agora e gerar mudança de atitude do que permanecer como está e colher os frutos podres de uma saúde deficiente no futuro. Para esse paciente, também por ser jovem e por outros fatores, o seu peso ainda não havia sido afetado. Mas muitas vezes, eu diria que na maioria delas, ele é. Entra, então, o sobrepeso.

Outra paciente chegou ao consultório há alguns meses com resistência à insulina. Porém, nesse caso, existia também já um grande nível de sobrepeso; ela estava obesa. Reclamou, contou que queria muito diminuir o número da balança, melhorar a saúde e cuidar mais do coração, então fiz como costumo fazer com todos os pacientes e comecei a perguntar sobre os hábitos alimentares. Para entender de onde está vindo o problema com a insulina, é preciso entender o que se ingere. Ela contou que comia muito bem, era extremamente saudável. Disse que não gostava de doces. Realmente, esse até pode ser um ponto positivo. Mas, então, descobri a grande pegadinha: o que mais gostava de comer – e comia diariamente – era farinha com peixe. Ela é de Macapá, e essa é a base da sua alimentação. Com muito amor, precisei explicar que ela precisaria fazer pequenos ajustes na alimentação se quisesse emagrecer e melhorar a saúde. Poderia continuar comendo a farinha com peixe, que tanto ama, mas com moderação.

Compreende o poder das escolhas? O problema da frase "como *muita* farinha com peixe" é justamente a quantidade, representada pelo termo "muita". O excesso de carboidratos estava aumentando – e muito – o risco de ela desenvolver doenças crônicas e cardiovasculares.

Em outro caso, aconteceu algo bem curioso. Era um homem na faixa dos 60 anos, que tinha passado por muitas mudanças nos hábitos de vida. Estava praticando atividade física, tomando remédio para controlar a diabetes e a hipertensão e seguindo outras medidas que promoviam saúde. A insulina, porém, não abaixava. Um tempo depois, voltou ao consultório, e novamente percebemos que não tinha melhorado.

Ele comentou comigo que não entendia o motivo, afinal estava fazendo absolutamente tudo o que eu havia indicado. Era estranho mesmo, até para mim. E a esposa confirmou o que ele disse, então era verdade, havia mudado tudo. Em determinado momento, decidi pedir-lhe que descrevesse como tinha sido a sua alimentação em um dia comum na última semana. Contou o que havia comido e, em seguida, completou: "À tarde, doutor, sentei na varanda da nossa casa e comi *dez* mangas, porque agora é época e eu adoro". Bingo! Estava ali o problema. Ele explicou que é apaixonado por frutas e comia muitas, todos os dias. Mais uma vez, o problema era a quantidade.

Aqui, inclusive, mora um grande mito da alimentação. Fruta é saudável, claro, mas também precisa ser consumida com moderação. Na fruta encontramos a frutose, que é outro açúcar simples que tem o poder de fazer estragos se consumido em excesso. Quando expliquei isso para o meu paciente, a sua cabeça mudou. Ele parou de comer frutas? É claro que não. Mas passou a consumi-las com moderação. Sem excessos. Na próxima consulta, exames melhores.

Por isso, costumo dizer que, se os remédios fossem os únicos responsáveis pela saúde, colocaríamos na água da torneira. Mas não adianta; se a atitude e os hábitos não mudarem, nada melhorará. É por esse motivo também que muitas pessoas tomam remédio e não melhoram. O remédio ajuda, dá um empurrãozinho, mas sozinho não tem o poder da mudança. Esse poder mora em você.

A resistência à insulina é, portanto, um dos grandes marcadores de risco para o coração – e para a saúde completa do nosso corpo.[55] As consequências são muitas e claras: aumento do estresse oxidativo, que bombardeia o endotélio, diminui o óxido nítrico e, consequentemente, prejudica o coração porque eleva as chances de desenvolvimento da placa de gordura; aumento dos triglicerídeos, que são as gorduras de reserva de energia e representam risco para doenças cardiovasculares e outras, como pancreatite, por exemplo; desenvolvimento de hipertensão, que também acaba lesando os vasos e representando riscos para o coração; aumento da obesidade, principalmente a gordura visceral, esteatose hepática, que é conhecida como gordura no fígado, e você já sabe que é extremamente perigosa; aumento do processo inflamatório no corpo; risco de diabetes tipo 2 e muito mais.[56]

Além disso, não podemos nos esquecer de que outro grande complicador da resistência à insulina é o fato de poder "glicar" a molécula de LDL – como expliquei no Capítulo 4. Uma vez modificada, essa molécula passa a ser reconhecida pelo sistema de defesa e aí, sim, é deflagrado todo um mecanismo que pode culminar no surgimento de uma placa aterosclerótica e no desenvolvimento de doenças cardíacas.

Em relação ao coração, a resistência à insulina também afeta o metabolismo energético, reduzindo a capacidade desse órgão de utilizar a glicose e podendo provocar acúmulo de lipídios no coração

---

55 ORMAZABAL, V. *et al.* Association between insulin resistance and the development of cardiovascular disease. **Cardiovascular Diabetology**, v. 17, 122, 2018. Disponível em: https://doi.org/10.1186/s12933-018-0762-4. Acesso em: 11 jun. 2025.

56 HORTON, W. B. *et al.* Metabolic and vascular insulin resistance: partners in the pathogenesis of cardiovascular disease in diabetes. **American Journal of Physiology. Heart and Circulatory Physiology**, v. 328, p. H1218–H1236, 2025. Disponível em: https://doi.org/10.1152/ajpheart.00826.2024. Acesso em: 11 jun. 2025.

(problema também conhecido como lipotoxicidade); disfunção da captação de glicose, que resulta em glicotoxicidade; e alterações no metabolismo de cálcio, prejudicando a contração e o relaxamento do músculo cardíaco.[57]

Sobre a gordura visceral/esteatose hepática, costumo explicar o aumento para os meus pacientes de modo muito didático e acredito que funciona bem aqui. Imagine que um corredor está prestes a ganhar a São Silvestre. Ele é magro, forte, um verdadeiro "filé de borboleta", como falo. Um dia antes da prova, ele come um prato de macarrão enorme para garantir energia. Esse macarrão, em cerca de trinta minutos, se transformará em glicose no sangue. O corpo, por sua vez, responde a isso liberando insulina, certo? Até aqui, tudo bem. Essa insulina, então, leva a glicose para dentro das células, onde será usada como energia. Mas como ele comeu um pratão, ainda sobrará glicose disponível. Por isso, o corpo armazenará esse excesso na forma de glicogênio, uma reserva de glicose que fica guardada no fígado e nos músculos.

Agora, imagine que ele decide repetir o prato. O que acontecerá? Imagino que o corpo pensaria: *Opa, ele deve estar comendo novamente porque precisará dessa energia extra para um esforço futuro*! Como consequência, tenta armazenar mais glicogênio. Só que há um limite. As "prateleiras" do fígado e dos músculos já estão lotadas. Sem espaço para guardar mais glicose na forma de glicogênio, o corpo precisa de uma nova estratégia. Qual? Decide converter esse excesso de glicose em gordura. E essa gordura começa a se acumular em nossos órgãos, também no fígado.

---

[57] FAN, Y. *et al.* Primordial Drivers of Diabetes Heart Disease: Comprehensive Insights into Insulin Resistance. **Diabetes & Metabolism Journal**, v. 48, n. 1, p. 19-36, 2024. Disponível em: https://doi.org/10.4093/dmj.2023.0110. Acesso em: 22 jan. 2025.

Aqui entra a importância da atividade física. Falaremos em mais detalhes sobre esse assunto no Capítulo 11, mas quero que você já compreenda algo: os exercícios físicos, além de queimarem o excesso de glicose e gordura que estão circulando no sangue, aumentam a capacidade dessas "prateleiras" no fígado e nos músculos. Ou seja, quanto mais você se exercita, mais espaço existe para armazenar glicogênio e menos glicose será transformada em gordura. Além disso, é um grande tratamento coadjuvante para a resistência à insulina.

Faz sentido? É empoderador entender isso. Muitos pacientes me falam: "Doutor, faço atividade física regular só para poder comer". Até certo ponto, isso é real e válido, porque estão equilibrando o que consomem com o que gastam. Mas, na realidade, o ideal não é apenas manter esse ciclo, mas sim melhorar a sensibilidade à insulina e evitar que o corpo tenha que transformar glicose extra em gordura. Pois, se isso não acontecer, lenta e cronicamente a resistência à insulina vai prejudicar o organismo.

Caminhando para o fechamento, portanto, quero abordar sintomas comuns, modificações e exames que podem ser feitos. Tudo isso a fim de gerar mudança de atitude, e para que você tenha o conhecimento necessário para conversar com o seu médico e já modificar a alimentação.

A rigor, a resistência à insulina não causa grandes sintomas; ela predispõe a problemas em outros órgãos que podem, sim, com o tempo, gerar sintomas. Há, entretanto, um sintoma que quero destacar e é de fácil verificação: *acantose nigricans*, manchas escuras na pele, principalmente na região do pescoço, que costumam indicar resistência à insulina. Fique atento a tudo isso.

Por fim, em relação aos exames, o ideal é a curva de insulina, feita de modo semelhante à curva glicêmica. Com a curva de insulina, são medidos o tempo e a quantidade de resposta do pâncreas em relação à glicose ingerida. O resultado desse exame pode acender uma luz e mostrar que talvez você não precise de medicamentos ainda, mas deva tomar atitudes diferentes em relação à alimentação.

Então, como solução, quero retomar algo: descasque mais e abra menos pacotes. Se as pessoas soubessem o quanto isso faz diferença, mudariam completamente a própria vida. Evite excessos de todos os tipos. Coma com moderação, varie a sua alimentação, inclua muitos alimentos naturais e coloridos. Uma dieta equilibrada, com valores adequados de proteína, fibras, carboidratos, vitaminas e minerais, gera um ganho enorme para a nossa saúde — especialmente para a do coração — e promove saúde integral, de modo que seja possível ter maior performance em todas as áreas da vida.

Quando converso sobre alimentação com alguns pacientes no fim do ano, é comum ouvir que esse é um período crítico, porque o Natal e o Ano-Novo costumam gerar muitos excessos. Nesse caso, respondo que o problema não é o fim do ano, o período entre o Natal e o Ano-Novo, mas, sim, o período entre o Ano-Novo e o Natal; ou seja, o restante do ano, de janeiro a dezembro. Todos os meses em que os excessos não são cuidados.

Sendo assim, em relação à resistência à insulina, a boa notícia é: ao identificar esse problema cedo, é possível agir antes que se torne algo mais sério. Pequenas mudanças na alimentação e no estilo de vida, como a inclusão da atividade física, podem fazer toda a diferença para melhorar a condição e evitar complicações no futuro.[58] Isso modifica a saúde como um todo.

---

58 *Ibidem.*

Mas, infelizmente, não posso tomar uma atitude por você. Falo para os meus pacientes que a minha parte está feita a partir do momento em que existe o entendimento do que acontece. A atitude, a mudança, por outro lado, só cabem a eles. Aqui, só cabem a você.

Então, o que mudará a partir de agora?

CAPÍTULO 9

O PODER DO SONO NA PREVENÇÃO DE DOENÇAS CARDIOVASCULARES

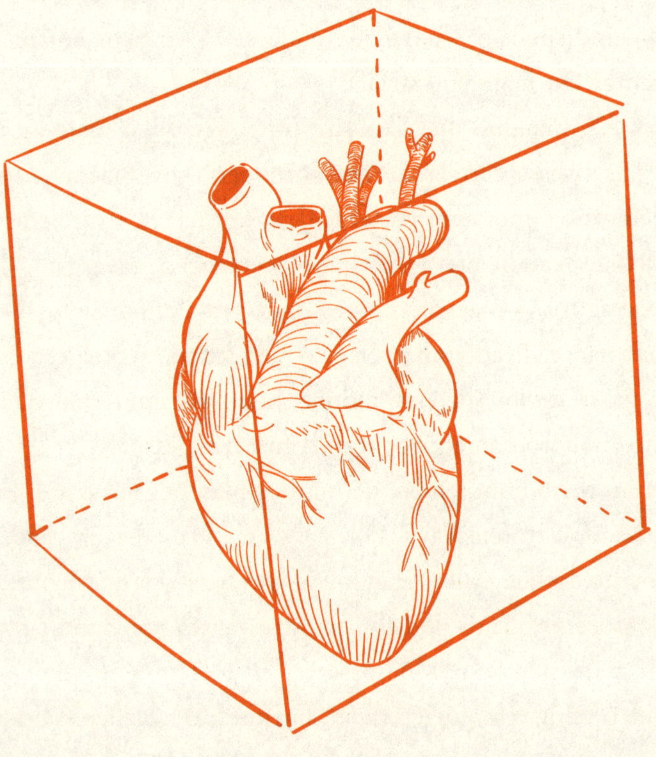

Arrisco dizer que o tema deste capítulo é o fator zero quando falamos sobre cuidar da própria saúde, seja do coração ou geral. Para viver melhor, é preciso ter um sono adequado. Então quero que pense sobre algo: se dormir fosse um remédio que garantiria a sua sobrevivência, você tomaria as doses diariamente de modo correto ou seria uma daquelas pessoas que se esquecem e deixam passar? Se fosse um remédio indispensável para que pudesse viver bem, tomaria corretamente? Ou negligenciaria?

Pois é... Imagino que a sua resposta seja algo mais ou menos assim: "Se tivesse certeza de que só poderia viver bem se tomasse o remédio do sono, com certeza daria um jeito de me lembrar de tomá-lo". É exatamente assim que você precisa enxergar o sono a partir de agora. A maioria das pessoas o trata como se fosse opcional, mas não é. E adivinhe? Nem o seu corpo, nem o seu coração acham graça disso. Por esse motivo, aqui falaremos sobre o beabá do sono, e quero começar com uma história pessoal.

Durante um bom tempo, dei muitos plantões noturnos no Centro de Terapia Intensiva (CTI). Se você é da área da saúde, sabe exatamente do que estou falando. Se não for, faço questão de explicar: plantões noturnos podem ser estressantes por muitos motivos, mas, principalmente, porque passar a noite acordado tende a fazer com que o relógio biológico fique "bagunçado". O corpo acostuma a virar a madrugada acordado e, nos dias de folga, parece que o sono simplesmente não vem na hora certa.

No começo, não percebia os efeitos disso no meu corpo. Aos poucos, entretanto, vieram os sinais – e os resultados negativos, eu diria: ganhei peso, a minha energia despencou e a disposição para fazer exercício físico chegou em um nível zero. A mente parecia estar sempre exausta. Ficava mais distraído, impaciente, com aquela sensação de estar sempre no "modo avião".

Quando comecei a reduzir os plantões, no entanto, percebi que tudo mudou. Reorganizei os meus horários, parei de precisar passar a noite acordado, e assim o meu relógio interno se ajustou. Passei a dormir mais cedo e melhor, e isso gerou resultados imediatos: notei mais disposição, ânimo e foco. Foi como uma "brisa" de fôlego que me ajudou a melhorar outros aspectos da minha saúde. Voltei a me exercitar, perdi peso, passei a me alimentar melhor e, o mais importante, o meu corpo voltou a estar mais equilibrado de modo geral.

Agora, quero que responda: como anda o seu sono?

Em 2019, Matt Walker, especialista em sono, palestrou com uma aula incrível em um TED chamado *Sleep is your superpower* [Sono é o seu superpoder].[59] Apesar de ele falar sobre muitos aspectos, que abordarei adiante, quero começar explicando o ponto que se conecta diretamente à minha história com os plantões noturnos. Em um estudo, Matt e a equipe dele decidiram testar a hipótese de que passar a noite acordado era uma boa ideia. Para isso, chamaram um grupo de pessoas e as dividiram: aquelas que poderiam dormir

59 SLEEP is your superpower – Matt Walker. 2019. Vídeo (19min18s). Publicado pelo canal TED. Disponível em: https://www.ted.com/talks/matt_walker_sleep_is_your_superpower?subtitle=pt-br. Acesso em: 27 jan. 2025.

por oito horas e aquelas que teriam privação de sono sob supervisão no laboratório, sem cafeína ou cochilos.

Depois que a experiência noturna foi concluída, fizeram ressonância magnética em todas as pessoas e, em seguida, tentaram ensinar uma lista inteira de novos fatos enquanto os exames de imagem continuavam em curso para registrar a atividade cerebral. Para checar a eficácia do aprendizado, ainda fizeram testes. O resultado: a efetividade da assimilação daqueles que passaram privação de sono diminuiu 40% em comparação com os que puderam dormir. Por isso é que a minha produtividade caía quando eu ficava acordado nos plantões noturnos. Não dormir não é uma boa ideia. O nosso cérebro sente; ficamos lentos, impacientes e efetivamente improdutivos.

Além disso tudo, Matt explica que a privação de sono afeta muitas áreas da nossa vida. Eu diria que todas. Homens que dormem apenas cinco horas por noite têm testículos significativamente menores do que os que dormem sete horas ou mais. Aqueles que dormem entre quatro e cinco horas apresentam diminuição dos níveis de testosterona e envelhecem o equivalente a dez anos em relação aos homens que dormem mais. A falta de sono nos faz envelhecer precocemente. E, para as mulheres, as deficiências no sistema reprodutor são equivalentes.

Em relação ao coração, Matt brinca que há um estudo global que comprova como o sono é importante para a saúde cardiovascular. Feito com 1,6 bilhão de pessoas em setenta países duas vezes por ano, o estudo chamado "horário de verão" mostra que, na primavera, quando perdemos uma hora de sono, há um aumento de 24% no índice de ataques cardíacos; em contrapartida, no outono, quando ganhamos uma hora de sono, nota-se uma redução de 21%

nesse número. O mesmo vale para acidentes de carro e taxas de suicídio. Se isso não preocupa você, vejamos outros dados alarmantes.

As células *natural killer* (NK) [assassina natural], que fazem parte do nosso sistema imunológico e são como agentes secretos que andam pelo corpo para identificar elementos perigosos e indesejáveis e eliminá-los, também são afetadas pela falta de sono. Quando dormimos apenas quatro horas por noite, 70% do índice normal de células NK diminuem, o que faz com que possamos elencar uma série de doenças vistas em indivíduos que não possuem sono reparador, incluindo a maior incidência de câncer. Ou seja, pessoas que dormem menos são mais doentes e vivem menos. É isso mesmo! Quanto mais curto for o seu sono, mais curta será a sua vida, pois pouco sono é indicador de maior mortalidade por todas as causas.[60]

Seja para o seu coração, seja para a sua saúde, você precisa cuidar do seu sono, e há anos e anos estamos estudando o impacto disso em seres humanos. Já ouvi de muitas pessoas que elas se consideram pessoas "noturnas". Dizem que funcionam melhor durante a noite, enquanto deveriam estar dormindo. Isso até pode acontecer, mas se dá pelo simples fato de que estão com o ciclo do sono completamente desregulado. A natureza não nos programou para ficarmos acordados durante a noite, fomos desenhados para sincronizar o nosso funcionamento com a luz do sol; ou seja, desacelerando e dormindo à noite e despertando com os primeiros raios solares.

E você se lembra de que comentei que acabei ganhando peso na época em que precisava fazer plantões noturnos? Sono e obesidade são fatores diretamente correlacionados. Quando dormimos, liberamos leptina, um dos hormônios essenciais, responsável pela

---

60 *Ibidem.*

sensação de saciedade. Assim, se você dormir pouco, o seu corpo sentirá menos saciedade ao comer e, consequentemente, você comerá mais, podendo gerar aumento na balança – o que aconteceu comigo.[61] Se você observar, perceberá que noites maldormidas costumam vir acompanhadas de maior vontade de comer besteira ao longo do dia. Não é coincidência. Então, para aqueles que lutam contra a obesidade, regular o sono e dormir bem é tão importante quanto melhorar a alimentação e praticar atividade física.

Analisando com mais profundidade, até o nosso crescimento depende do sono. Quando somos crianças, é comum ouvirmos que "criança que não dorme, não cresce", e isso é verdade. Durante o sono é liberado o hormônio de crescimento, também conhecido como GH, essencial para o desenvolvimento. Então, se a criança não dormir, realmente não crescerá. Mas, além dessa função, o GH para adultos é fundamental na regeneração de tecidos e na manutenção de massa muscular.[62]

Voltando ao coração, sabe-se que pessoas que dormem menos de seis horas por noite podem ter um risco maior de aterosclerose em comparação com quem dorme entre sete e oito horas. Quando consideramos fatores de risco tradicionais para doenças cardiovasculares, quem dorme menos de seis horas apresenta mais probabilidade de ter aterosclerose em todo o corpo do que quem dorme entre sete e oito horas. Mulheres que dormem mais de oito horas também têm risco aumentado. Por fim, vale explicar que a

---

61 VAN EGMOND, L. T. *et al*. Effects of acute sleep loss on leptin, ghrelin, and adiponectin in adults with healthy weight and obesity: a laboratory study. **Obesity**, v. 31, n. 3, p. 635-641, 2023. Disponível em: https://doi.org/10.1002/oby.23616. Acesso em: 11 jun. 2025.

62 ZAFFANELLO, M. *et al*. Complex relationship between growth hormone and sleep in children: insights, discrepancies, and implications. **Frontiers in Endocrinology**, v. 14, 1332114, 2024. Disponível em: https://doi.org/10.3389/fendo.2023.1332114. Acesso em: 11 jun. 2025.

qualidade do sono também importa: aqueles que dormem picado, ou seja, ficam acordando durante a noite, têm 34% mais probabilidade de apresentar aterosclerose.

Outro estudo recente, feito com 1,18 milhão de participantes, revelou que pessoas com insônia têm um risco 1,69 vez maior de sofrer um infarto do miocárdio. E se você dorme menos de cinco horas por noite, esse risco sobe ainda mais, chegando a ser 1,56 vez maior do que em quem dorme entre sete e oito horas. Mas o problema não está apenas em dormir pouco: quem dorme nove horas ou mais pode ter um risco aumentado de infarto, o que mostra que tanto a privação de sono quanto o excesso dele podem ser prejudiciais.[63]

Além disso, o impacto da insônia é ainda mais preocupante para grupos específicos, isto é, homens com insônia têm um risco duas vezes maior de infarto e, entre as mulheres, esse risco sobe para 2,24 vezes. Se a insônia vier acompanhada de doenças como hipertensão ou diabetes, o perigo cresce ainda mais. Isso mostra que cuidar do sono não é apenas algo que promove o bem-estar, e sim algo que garante sobrevivência, a longevidade e uma vida mais saudável.

Para que você possa ter uma ideia de quanto me preocupo com o sono: levo comigo para todas as viagens, a passeio ou a trabalho, um rolo de fita isolante para colocar em possíveis entradas de luz da janela, na luz que fica acesa no ar-condicionado, na TV e em qualquer outro ponto que possa atrapalhar o meu sono. Faço isso porque, para ter um sono verdadeiramente reparador, precisamos

63 DEAN, Y. E. *et al.* Association between insomnia and the incidence of myocardial infarction: a systematic review and meta-analysis. **Clinical Cardiology**, v. 46, n. 4, p. 376-385, 2023. Disponível em: https://doi.org/10.1002/clc.23984. Acesso em: 11 jun. 2025.

dormir na total e completa ausência de luz. Isso significa que, se você é daquelas pessoas acostumadas a dormir com uma luz acessa ou com a TV ligada, provavelmente está prejudicando a qualidade do seu sono.

A glândula pineal, uma pequena estrutura localizada no centro do cérebro, é a responsável por orquestrar esse processo de sono--vigília, dormir e acordar. Com o tamanho de um grão de ervilha, ela é a responsável por nosso sistema hormonal e, entre suas tantas funções, produz a *melatonina*, hormônio essencial para a regulação do sono e um dos hormônios antioxidantes mais potentes que temos no corpo.

Além de nos ajudar a dormir bem, a melatonina combate danos causados pelo estresse oxidativo, que vimos anteriormente. Ela ajuda o corpo a entender em quais momentos é hora de dormir e em quais momentos é hora de acordar; então, quando estamos em um ambiente completamente escuro, com total ausência de luz, a nossa pineal recebe um sinal de que pode liberar a melatonina, induzindo e ajustando o ciclo circadiano – o ritmo biológico que regula o sono-vigília ao longo do dia.

Esse hormônio ainda tem outras funções importantíssimas para o nosso corpo: propriedades antioxidantes, anti-inflamatórias, anti--hipertensivas, antitrombóticas e até mesmo como regulador do metabolismo lipídico. Isso significa que ter uma boa produção de melatonina pode ajudar a reduzir o risco de doenças cardiovasculares,[64] controlar a glicose no sangue e atuar na prevenção de certos tipos de câncer. Assim, é cada vez mais nítido que a qualidade do

[64] TOBEIHA, M. *et al.* Evidence for the Benefits of Melatonin in Cardiovascular Disease. **Frontiers in Cardiovascular Medicine**, v. 9, 888319, 2022. Disponível em: https://doi.org/10.3389/fcvm.2022.888319. Acesso em: 11 jun. 2025.

sono está diretamente ligada à longevidade e ao bem-estar.[65] Se você quer cuidar do coração e da saúde em geral, dormir bem em um ambiente adequado é um dos primeiros passos. O sono é um período de descanso e um "tratamento" para o organismo.

Mas, antes que você possa pensar em algo diferente, quero já trazer um ponto importantíssimo: não são todas as pessoas que devem tomar melatonina. Infelizmente, essa cultura de comprar melatonina para fazer a reposição hormonal se espalhou, mas a indicação adequada é que você procure o seu médico para falar sobre isso. Se for o seu caso, ele falará. Se não, talvez o seu sono só precise de ajustes para ser melhor. Chamamos tais ajustes de higiene do sono. Você já ouviu falar disso? A seguir, você encontra orientações básicas que precisam ser tomadas antes de pensar em qualquer suplementação ou outros tratamentos para melhorar o sono.

1. Evite estímulos antes de dormir.

    - Não utilize telas pelo menos uma hora antes de dormir, porque a luz do celular, do computador ou da televisão inibe a produção natural de melatonina no corpo, dificultando que você adormeça no horário adequado.
    - Reduza a luminosidade do ambiente, apague as luzes ou use uma iluminação indireta para sinalizar ao seu corpo que a noite chegou e é hora de cair no sono.

[65] CARDINALI, D. P. Melatonin and healthy aging. **Vitamins and Hormones**, v. 115, p. 67-88, 2021. Disponível em: https://doi.org/10.1016/bs.vh.2020.12.004. Acesso em: 11 jun. 2025.

- Evite sons altos ou intensos, então reduza o volume da TV ou de outros aparelhos à noite para entrar em estado de relaxamento.

2. Cuide da alimentação à noite.

- Refeições pesadas ou em grande quantidade são especialmente não recomendadas no período da noite, já que sobrecarregam o sistema digestivo e podem atrapalhar o sono.
- Evite consumir café, chá-preto ou refrigerantes à tarde ou à noite, pois podem atrapalhar o descanso.
- Tenha cuidado também com o excesso de líquidos. Beber muita água à noite pode fazer com que você interrompa o seu sono para ir ao banheiro, e isso não é recomendado. Mesmo que tenha facilidade para voltar a dormir depois, o ideal é que a noite de sono seja ininterrupta.

3. Prepare o ambiente para a hora de dormir.

- Ter um quarto escuro é essencial: se você viaja bastante, assim como eu, pode utilizar a estratégia da fita isolante para diminuir as luzes de quartos de hotel. Na sua casa, faça com que o seu quarto seja um espaço completamente escuro na hora de dormir para evitar os microdespertares e não prejudicar a qualidade do seu sono.

- Cuidar da temperatura do quarto também é indispensável. Matt Walker[66] explica que, para cairmos no sono, a temperatura do nosso corpo decai; isso significa que manter o local fresco é importante para dormir melhor. Por isso é bem mais fácil dormir no frio do que no calor. Se possível, ajuste a temperatura do quarto em torno de 18 ºC.
- Vá para a cama apenas no horário em que for dormir. O cérebro precisa associar que quando você está na cama é hora de dormir.
- Invista em conforto, ou seja, tenha um colchão bom e um travesseiro adequado para melhorar a qualidade do seu sono.

4. Outras questões e alternativas.

- Caso você sinta que há necessidade, pode investir em chá de camomila, melissa e maracujá para ajudar a acalmar e dormir melhor.
- Também pode procurar exercícios de meditação e atenção plena para ajudar a cair no sono e dormir bem.
- Mulheres na menopausa podem sofrer com distúrbios do sono por conta da redução hormonal de progesterona, que tende a tornar o descanso mais leve e fragmentado. Se esse for o seu caso, procure um médico para falar sobre outras alternativas que possam ajudar a melhorar o sono.

---

66 SLEEP is your superpower – Matt Walker. *op. cit.*

Em suma, fazer uma boa higiene do sono antes de pensar em remédios ou suplementação hormonal é fundamental. É o primeiro passo para ter certeza de que você não está deixando passar nada que poderia afetar a qualidade do sono. Inclusive, Matt Walker[67] comenta algo no TED que quero salientar aqui: remédios para dormir são armas impróprias para o sono, porque não produzem os mesmos efeitos do sono natural. Então, tenha cuidado.

Ter uma boa noite de sono é algo que pode ser aprendido. Obviamente, nem todos os dias são iguais, e todos teremos momentos de estresse ou impacto de outros fatores que prejudicam o sono. Isso é normal. O que não pode acontecer é isso se transformar em rotina. O hábito comum deve ser dormir bem; e, se você quer cuidar da saúde do coração, agora já sabe o caminho: priorize o sono de qualidade e com duração de sete a oito horas por noite.

---

67 *Ibidem.*

CAPÍTULO 10

OUTROS FATORES DE RISCO QUE NÃO PODEM SER NEGLIGENCIADOS

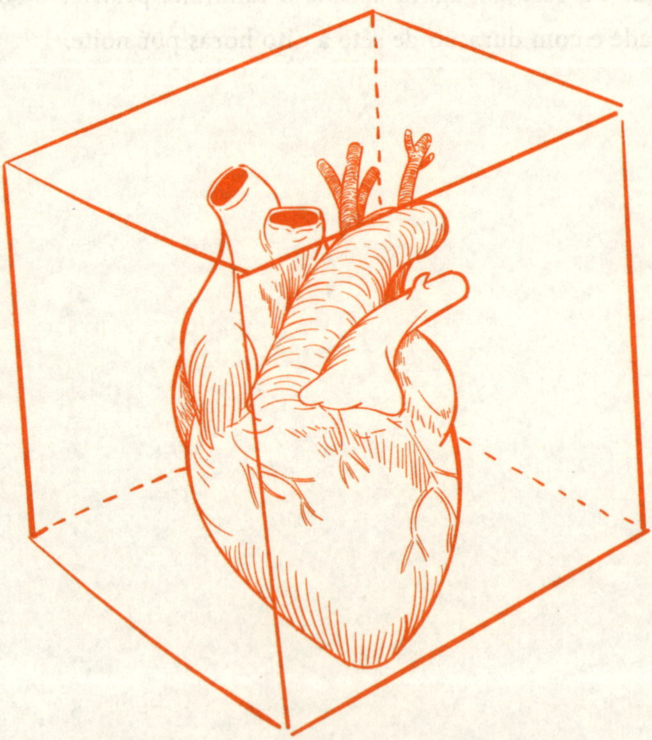

Diariamente, costumo falar sobre tópicos importantes para os meus pacientes com marcadores que influenciam ou estão diretamente relacionados à saúde do nosso coração, e quero explicar para você esses pontos a partir do modo como conduzo a primeira consulta com meus pacientes. Assim, acredito que ficará mais fácil entender e tomar as atitudes necessárias, se for o caso.

Então, imagine que você está sentado no consultório, pronto para a sua primeira consulta comigo. Na agenda, costumo separar pelo menos duas horas para esse primeiro momento, porque há muito a ser conversado. Parece muito tempo? Acredite, não é. Não quando se trata de entender melhor a sua saúde.

A primeira parte da consulta é dedicada a algo que muitas vezes falta na medicina moderna: escuta ativa. Segundo uma pesquisa publicada pelo *British Medical Journal*, médicos costumam interromper os seus pacientes depois de dezesseis segundos.[68] Comigo é diferente. Eu escuto. Escuto atentamente. Sem pressa, sem interrupções. Apenas faço perguntas pontuais para compreender melhor a história, a rotina e os sintomas de cada um – mesmo que eles possam parecer insignificantes em um primeiro momento. Já

[68] VERSOLATO, M. 'D.R.' no consultório. **Folha de S.Paulo**, 2 out. 2011. Disponível em: https://www1.folha.uol.com.br/fsp/saude/sd0210201101.htm. Acesso em: 30 jan. 2025.

vi pacientes chorarem, inclusive, porque diziam que jamais tinham sido ouvidos dessa maneira.

Em seguida, passamos ao exame físico. Na era dos exames laboratoriais e das imagens de alta tecnologia, muitos médicos negligenciam o poder da observação clínica. Mas eu acredito na importância de olhar nos olhos do paciente e examinar os sinais físicos sutis que podem dizer muito sobre a saúde. Há bastante conhecimento a ser extraído de um exame clínico bem-feito.

Finalizado o exame, chega a minha vez de falar. Esse momento é crucial; explico o que vamos fazer e o que o paciente precisa conhecer. E é exatamente isso o que farei com você neste capítulo.

Independentemente de qualquer diagnóstico ou condição já estabelecida, a nossa conversa será sempre sobre saúde. Porque saúde não é apenas a ausência de doença, é um estado ativo que precisamos cultivar e proteger. Em 1947, a Organização Mundial da Saúde (OMS) definiu saúde como "um estado de completo bem-estar físico, mental e social, e não apenas a ausência de doença".[69]

Infelizmente não poderei ouvir o que está acontecendo com você agora, tampouco poderei examiná-lo. Entretanto, por acreditar que o conhecimento empodera as pessoas, quero que você tenha em mãos tudo o que explico dentro do consultório a respeito de outros fatores de risco que contribuem para as doenças cardiovasculares. A medicina tradicional nos ensina a tratar doenças, mas e quando o paciente ainda não adoeceu? Como prever e evitar problemas

69 MARQUES. A. J. S. *et. al.* (org.). Palavra dos organizadores. *In*: **Encontro internacional**: direito a saúde, cobertura universal e integralidade possível. Belo Horizonte: Minascentro (Teatro Granada), 2016. Disponível em: https://www.almg.gov.br/export/sites/default/acompanhe/eventos/hotsites/2016/encontro_internacional_saude/documentos/textos_referencia/00_palavra_dos_organizadores.pdf. Acesso em: 2 jun. 2025.

futuros? É aí que entramos nos fatores de risco que não podem ser negligenciados.

Item por item, quero que você avalie o que está acontecendo e vá ao médico com todas as informações do que faz a diferença. O propósito é sempre falar sobre saúde, minimizar riscos e não esperar a doença aparecer para agir e cuidar do coração. Então, vamos lá!

HOMOCISTEÍNA

Costumo brincar nas minhas aulas, e com os meus pacientes, que aprendi na residência médica que a homocisteína é um fator de risco para doenças do coração. A verdade, no entanto, é que aprendi apenas isso. E mais nada. Então, no consultório, quando ia explicar isso para o paciente no início, falava rápido sobre esse marcador e mudava logo de assunto, porque, se o paciente perguntasse algo, eu não saberia responder. Foi apenas com o tempo, com muito estudo e aprendizado, que entendi efetivamente o que é a homocisteína e por qual motivo é tão importante acompanhar o índice dela.

Então, para começar, temos que a homocisteína consiste em um metabólito resultante do metabolismo da metionina, que é um aminoácido essencial presente em alimentos proteicos, como carne vermelha, laticínios e ovos. Assim como na inflamação silenciosa, ter o índice desse elemento elevado é algo que acontece de modo silencioso, sem sintomas, e representa um fator de risco importante para as doenças do coração.[70]

Para que você entenda o processo, porém sem entrar em detalhes mais profundos, é possível falar que o nosso organismo processa a

---

70 BRATTSTRÖM, L.; WILCKEN, D. E. Homocysteine and cardiovascular disease: cause or effect? **The American Journal of Clinical Nutrition**, v. 72, n. 2, p. 315-323, 2000. Disponível em: https://doi.org/10.1093/ajcn/72.2.315. Acesso em: 11 jun. 2025.

metionina por meio do ciclo bioquímico chamado metilação, e ela é essencial para a fisiologia reprodutiva e o envelhecimento, agindo em determinadas vitaminas do complexo B, como B6, B9 e B12. Se esse ciclo está funcionando bem, a homocisteína é convertida em outras substâncias e não fica acumulada no organismo. Se não está, acontece um aumento dos níveis dela no sangue, e isso pode ser prejudicial à saúde, representando maior risco para doenças cardiovasculares, neurológicas (doença de Alzheimer) e desenvolvimento de câncer.

Embora seja algo silencioso, existem alguns grupos mais propensos a ter esse índice elevado, como idosos, por terem mais dificuldade de absorver vitaminas do complexo B, e vegetarianos ou veganos, pela ausência do consumo de produtos de origem animal. Veja que minha intenção aqui não é argumentar a favor ou contra uma dieta vegetariana ou vegana, e sim explicar que esse fator de risco precisa ser cuidado caso você não consuma as vitaminas do complexo B de modo suficiente.

Além disso, gosto de comentar que pessoas que utilizam com muita frequência remédios como omeprazol e pantoprazol reduzem a acidez estomacal e acabam prejudicando a absorção das vitaminas do complexo B, por isso estão também mais propensas à elevação da homocisteína.[71]

Então perceba que, se você quer blindar o seu coração, um dos fatores que exigem atenção é a homocisteína. Para saber mais sobre isso, converse com o seu médico, pois ele pode pedir um exame de dosagem. Se for necessário, ele indicará a suplementação de

---

[71] DESOUZA, C. *et al.* Drugs Affecting Homocysteine Metabolism: Impact on Cardiovascular Risk. **Drugs**, v. 62, n. 4, p. 605-616, 2002. Disponível em: https://doi.org/10.2165/00003495-200262040-00005. Acesso em: 11 jun. 2025.

vitaminas do complexo B. Em caso contrário, aumentar o consumo de alimentos ricos em vitaminas B6, B9 e B12, como carnes, ovos, laticínios e vegetais verde-escuros, pode ser uma ótima ferramenta para baixar a homocisteína.

LIPOPROTEÍNA(A)

Seguindo a mesma linha da homocisteína, temos outro marcador importante: a lipoproteína(a), ou lipo(a) [(Lp(a)]. Apesar de ainda pouco compreendido, esse é um fator de risco relevante para doenças cardiovasculares porque se trata de uma partícula que transporta colesterol no sangue, é produzida no fígado, e cerca de 90% da sua produção é determinada geneticamente, ou seja, algumas pessoas naturalmente produzem mais do que outras. Isso significa que a alimentação e o estilo de vida, que costumam impactar os níveis de colesterol e outras gorduras no sangue, exercem pouca influência sobre esse marcador.[72]

Mas o grande problema da lipo(a) é que ela pode sofrer os mesmos processos de oxidação que comentei na página 62, quando expliquei sobre o LDL oxidado, você se lembra? Para entender melhor, imagine que a molécula de lipo(a) tem duas "perninhas": uma do LDL e outra da apolipoproteína B (apoB). Quando essas partes sofrem oxidação, podem desencadear processos inflamatórios e aumentar o risco de entupimento das artérias, contribuindo para infartos e AVCs.[73] Lembre-se: diante de uma molécula modificada,

72 GRECO, A. *et al.* Lipoprotein(a) as a Pharmacological Target: Premises, Promises, and Prospects. **Circulation**, v. 151, n. 6, p. 400-415, 2025. Disponível em: https://doi.org/10.1161/CIRCULATIONAHA.124.069210. Acesso em: 11 jun. 2025.

73 ABDALLA, H. M. *et al.* Lipoprotein (a) as a Cardiovascular Risk Factor in Controversial Clinical Scenarios: A Narrative Review. **International Journal of Molecular Sciences**, v. 25, n. 20, 11029, 2024. Disponível em: https://doi.org/10.3390/ijms252011029. Acesso em: 11 jun. 2025.

o sistema de defesa entende que se trata de algo impróprio do organismo e precisa tomar uma decisão de defesa. Essa decisão pode predispor ao aparecimento de lesões ateroscleróticas e desenvolver uma doença cardíaca.

Hoje, apesar de ainda não existir um medicamento específico e altamente eficaz para tratar esse marcador de risco, costumo usar algumas estratégias complementares, como vitamina B3, para tentar baixar os níveis e auxiliar nesse processo de recuperação dos meus pacientes. Vale completar, entretanto, que há muitos estudos em andamento sobre o assunto, e é possível até que algo mais efetivo já tenha saído quando você estiver lendo este livro. Converse com o seu médico.

ÁCIDO ÚRICO

Embora seja frequentemente associado à gota – uma doença inflamatória crônica nas articulações que provoca dores fortes e pode até limitar o movimento –, o acúmulo de ácido úrico pode, sim, ser um risco para doenças cardiovasculares, podendo predispor a problemas no coração ou agravá-los em pacientes que já têm algum tipo de condição.[74]

Entre os fatores desencadeantes estão alguns processos clássicos, como a degradação das purinas. Purinas são compostos químicos nitrogenados, parte integrante do RNA e DNA, e essenciais para várias funções celulares, incluindo síntese de energia, sinalização celular e formação de ácidos nucleicos. Alimentos ricos em purinas incluem carnes vermelhas, frutos do mar (como sardinha, salmão,

---

[74] KIMURA, Y. *et al.* Uric Acid in Inflammation and the Pathogenesis of Atherosclerosis. **International Journal of Molecular Sciences**, v. 22, n. 22, 12394, 2021. Disponível em: https://doi.org/10.3390/ijms222212394. Acesso em: 11 jun. 2025.

truta, cavala etc.), vísceras (fígado, rins etc.), leguminosas e bebidas alcoólicas, especialmente cerveja.

Além das purinas, sabemos que o metabolismo hepático da frutose pode ocasionar elevação do ácido úrico. Portanto, o excesso de frutose pode causar um aumento pontual dessa substância, elevando o risco cardiovascular.

Outra causa importante é a disfunção mitocondrial. As mitocôndrias são as organelas responsáveis por gerar energia dentro das células, atuando como se fossem "usinas de força". Quando os níveis de ácido úrico estão elevados, isso pode ser um indicativo de que as mitocôndrias não estão funcionando adequadamente.

Para entender melhor, imagine que essa organela funciona como um forno que precisa de combustível para queimar e gerar energia. Por sua vez, esse combustível é obtido a partir de determinados nutrientes, entre eles magnésio, carnitina, que é um aminoácido essencial para o transporte de gordura dentro das células, coenzima Q10, que é fundamental para a produção de ATP (fonte de energia do corpo) e muito mais.

Se a nossa alimentação for pobre nesses nutrientes ou se houver dificuldade na absorção deles, as mitocôndrias não terão "lenha" para manter a produção energética ideal. Como resultado, o organismo pode ficar deficiente em produção energética e ter dificuldades em lidar com processos inflamatórios – fatores que também impactam a saúde do coração.

Por isso, lembre-se de que o ácido úrico não deve ser avaliado apenas no contexto da gota; ele também é um marcador importante para a saúde cardiovascular.

FERRITINA

A nossa próxima parada nos marcadores de risco importantes é a ferritina, um dos responsáveis por armazenar ferro em nosso organismo. Uma molécula pode guardar até cerca de 4 mil átomos de ferro,[75] garantindo um estoque essencial para diversas funções básicas do corpo.

Mas, quando os níveis de ferritina estão elevados, temos outra possibilidade de marcador de inflamação silenciosa, porque, para que uma inflamação ocorra, é preciso ferro. Assim, quanto mais inflamação temos, mais ferro teremos guardado para alimentar esse ciclo.[76]

Por isso, níveis elevados de ferritina podem indicar uma inflamação ativa silenciosa, mesmo que você não sinta nada. É preciso cuidado. Se esse nível persistir, vale a pena investigar com a ajuda do médico.

FIBRINOGÊNIO

Durante infecções e estados inflamatórios, os pacientes podem apresentar níveis elevados de fibrinogênio, assim como acontece com a ferritina. E apesar de muitos médicos terem passado a dar atenção a esse fator apenas após a pandemia de covid-19, quando se percebeu que os níveis de fibrinogênio elevados eram importantes, ele também é relevante no caso de doenças cardiovasculares, pois pode indicar inflamação silenciosa e maior risco de aterosclerose.[77]

---

75 UNICAMP. **Pigmentos hemoglobinógenos**: Hemossiderina. Disponível em: https://anatpat.unicamp.br/tahemossid.html. Acesso em: 23 maio 2025.

76 SALONEN, J. T. *et al.* High stored iron levels are associated with excess risk of myocardial infarction in eastern Finnish men. **Circulation**, v. 86, n. 3, p. 803-811, 1992. Disponível em: https://doi.org/10.1161/01.cir.86.3.803. Acesso em: 11 jun. 2025.

77 KOENIG, W. Fibrin(ogen) in cardiovascular disease: an update. **Thrombosis and Haemostasis**, v. 89, n. 4, p. 601-609, 2003. Disponível em: https://doi.org/10.1055/s-0037-1613566. Acesso em: 11 jun. 2025.

O fibrinogênio é uma proteína do sangue cujo papel é importante na coagulação e na resposta inflamatória do corpo. Quando os níveis estão elevados, isso pode indicar um risco maior de doenças como infarto e derrame, visto que o fibrinogênio alto é capaz de tornar o sangue mais grosso (aumentando a viscosidade), facilitar a formação de coágulos (trombos) e estimular a agregação das plaquetas – favorecendo o entupimento das artérias.

Além disso, o fibrinogênio é um marcador de inflamação. Ele costuma subir quando o corpo está enfrentando processos inflamatórios, como os que ocorrem na aterosclerose, ajudando a identificar pessoas com maior risco cardiovascular.

Embora o fibrinogênio possa ser afetado por outros fatores (como infecções, doenças metabólicas e tabagismo), acompanhar os níveis – ao lado de outros marcadores, como a ferritina – pode ajudar a identificar quem precisa de mais atenção quando o assunto é prevenir doenças do coração.

APOLIPOPROTEÍNA A E B

A apolipoproteína B (apoB) e a apolipoproteína A-I (apoA-I) são proteínas ligadas ao colesterol que ajudam a entender melhor o risco de doenças do coração.[78]

A apoB está presente nas partículas de LDL e VLDL, os "maus" tipos de colesterol, e níveis altos dessa proteína indicam que há muitas dessas partículas circulando no sangue, o que aumenta o risco de infarto e derrame. Já a apoA-I está nas partículas de HDL, o chamado "bom" colesterol, e ajuda a remover o colesterol das

[78] WALLDIUS, G. *et al*. Long-term risk of a major cardiovascular event by apoB, apoA-1, and the apoB/apoA-1 ratio—Experience from the Swedish AMORIS cohort: A cohort study. **PLOS Medicine**, v. 18, n. 12, e1003853, 2021. Disponível em: https://doi.org/10.1371/journal.pmed.1003853. Acesso em: 11 jun. 2025.

artérias. Quanto mais apoA-I no sangue, menor costuma ser o risco cardiovascular.

Uma forma simples de avaliar o equilíbrio entre o colesterol bom e ruim é pelo índice apoB/apoA-I. Quando esse índice está alto, significa que há mais partículas perigosas do que protetoras no sangue, o que aumenta a chance de problemas cardíacos.

Por isso, medir apoB, apoA-I e esse índice pode ajudar a prever melhor o risco de doenças do coração, mesmo quando os níveis de colesterol total parecem normais. É uma forma mais precisa de avaliar o perigo real que corre o coração. Então tenha essa informação em mente e leve-a ao seu médico.

PROTEÍNA C REATIVA ULTRASSENSÍVEL (PCR-US)

Esse marcador produzido pelo nosso fígado em resposta a processos inflamatórios também é importante de ser acompanhado pelo médico. Com infecções, lesões ou inflamações, essa proteína pode aparecer em níveis mais elevados. Porém, se esses índices permanecerem altos, é possível ter maior risco de problemas no coração pelo maior risco de acúmulo de placas de gordura.[79]

Esse é um marcador altamente inespecífico, ou seja, qualquer pequeno insulto é capaz de elevar a PCR. É importante atentar para a tendência desse teste em uma curva temporal para julgar realmente se ele se mantém elevado.

79 BURGER, P. M. *et al.* C-reactive protein andrisk of cardiovascular events and mortality in patients with various cardiovascular disease locations. **The American Journal of Cardiology**, v. 197, p. 13-23, 2023. Disponível em: https://doi.org/10.1016/j.amjcard.2023.03.025. Acesso em: 11 jun. 2025.

CITOCINAS INFLAMATÓRIAS E FOSFOLIPASE A2

A inflamação é uma das principais causas por trás de doenças do coração, isso você já sabe. Nesse contexto, uma enzima chamada Lp-PLA2 (lipoproteína-associada fosfolipase A2) tem despertado a atenção dos médicos porque está diretamente ligada a esse processo inflamatório. Essa enzima atua sobre o LDL oxidado, quebrando componentes da sua estrutura. O problema é que, nesse processo, ela libera substâncias inflamatórias que podem piorar as lesões nas artérias. Ou seja, quanto mais Lp-PLA2 no sangue, maior costuma ser a inflamação nas placas de gordura, o que aumenta o risco de infartos e outros problemas cardíacos.

Além disso, níveis altos dessa enzima têm sido considerados um sinal de alerta: eles ajudam a prever quem tem mais chance de sofrer um evento cardíaco no futuro, mesmo quando outros exames parecem normais. Por isso, a Lp-PLA2 é vista hoje como um importante marcador do risco cardiovascular.[80]

Em resumo, a enzima Lp-PLA2, juntamente com substâncias inflamatórias chamadas citocinas, influencia de maneira direta a inflamação que acontece dentro das artérias. Essa inflamação pode deixar as placas de gordura mais instáveis, elevando o risco de infartos e outros problemas cardíacos.

---

[80] GONÇALVES, I. *et al*. Evidence Supporting a Key Role of Lp-PLA2-Generated Lysophosphatidylcholine in Human Atherosclerotic Plaque Inflammation. **Arteriosclerosis, Thrombosis, and Vascular Biology**, v. 32, n. 6, p. 1505-1512, 2012. Disponível em: https://doi.org/10.1161/ATVBAHA.112.249854. Acesso em: 11 jun. 2025.

ALTERAÇÕES HORMONAIS GÊNERO-ESPECÍFICAS

Deixei este tópico por último porque ele é crucial quando estamos falando sobre saúde, seja a saúde cardiovascular ou não. E o que quero dizer com isso?

Ao longo do tempo, todos nós, independentemente do gênero, vamos viver uma diminuição natural na produção de certos hormônios.[81] Perto dos 30 anos, isso começa a acontecer. Embora seja um fenômeno fisiológico natural e possa variar de pessoa para pessoa, a realidade é que essa redução hormonal afeta diretamente o sistema cardiovascular.

Isso acontece porque os hormônios gênero-específicos, como progesterona, estrogênio e testosterona, ajudam a proteger a saúde do nosso endotélio, controlando processos como a vasodilatação e a vasoconstrição. Com menos hormônio, teremos um período de adaptação do corpo e, consequentemente, o sistema cardiovascular pode ficar mais vulnerável. Esse é um dos motivos pelos quais, para as mulheres, o risco de ter um problema no coração aumenta de modo significativo após a menopausa. Infelizmente, nesse período elas perdem a proteção natural que os hormônios exercem.

Então, sem entrar em polêmicas, o que quero é gerar reflexão e promover o conhecimento para que você tenha tudo na ponta da língua quando o assunto é cuidar da sua saúde. Homens e mulheres, dependendo do contexto, dos exames e de como está a saúde, podem se beneficiar da reposição desses hormônios desde que seja feita com acompanhamento médico. Essa possibilidade deve ser

81 ANAWALT, B. D.; MATSUMOTO, A. M. Aging and androgens: Physiology and clinical implications. **Reviews in Endocrine & Metabolic Disorders**, v. 23, n. 6, p. 1123-1137, 2022. Disponível em: https://doi.org/10.1007/s11154-022-09765-2. Acesso em: 11 jun. 2025.

analisada pelo profissional com cautela, pois existem indicações e contraindicações precisas.

Faça exames regulares e busque orientação sobre como melhorar o que não está tão adequado. Um diagnóstico precoce e a ação preventiva são importantes para evitar problemas mais graves no futuro.

Não adie o cuidado que você merece.

CAPÍTULO 11

O PODER DO MOVIMENTO

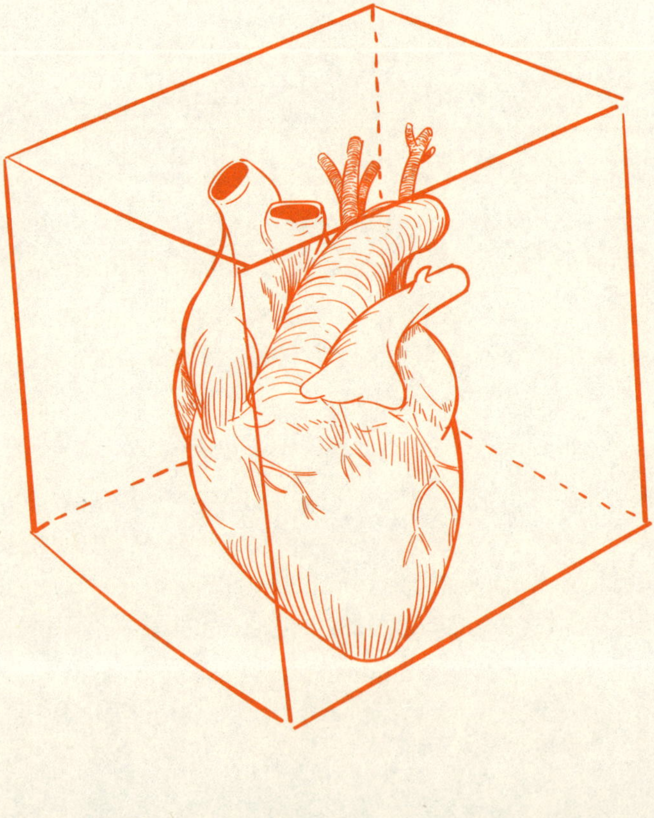

Se você fechasse o livro agora, fosse até o chão e se sentasse, você conseguiria se levantar sem apoiar as mãos em nenhum objeto? E mesmo se pudesse se apoiar em algum objeto, você conseguiria se levantar sozinho? São movimentos que envolvem mobilidade e força e, para ilustrar a importância da atividade física para os meus pacientes, costumo perguntar isso no consultório. Alguns não conseguem se levantar sozinhos, enquanto outros precisam se segurar na cadeira ou em objetos para fazer uma alavanca de força e gerar movimento.

Qual é o seu caso? Tem mobilidade e força? Precisaria de um suporte para apoiar as mãos? Ou conseguiria se levantar tranquilamente? Parece simples, e realmente deveria ser, mas é também um teste revelador. Ele mostra o quanto a força muscular e a mobilidade são essenciais, a fim de que tenhamos a autonomia necessária para realizar atividades sozinhos, mesmo as mais simples, como levantar do sofá, ir até a cozinha, até o banheiro e muito mais. Então, para os que já estão com algum tipo de dificuldade no movimento, costumo perguntar: "Se hoje está difícil fazer isso, como você pretende brincar com os seus netos?". Talvez essa pessoa até já tenha netos e não consiga brincar com eles de maneira mais eficiente e "solta". Estamos falando de limitações nas mais variadas atividades.

É claro que aqui estou englobando a possibilidade de movimentação do corpo independentemente de idade, tipo físico ou qualquer outra segmentação, mas a reflexão que trago como base para essa pergunta é fundamental. Se quisermos ter mais saúde no presente e no futuro, mais performance, precisamos praticar atividade física. Se o objetivo for irmos ao banheiro sozinhos quando estivermos mais velhos, precisamos ter musculatura, mobilidade e autonomia. Se quisermos cozinhar de modo autônomo, viver, passear e estar bem, precisamos cuidar do nosso corpo praticando atividade física. Se desejarmos a possibilidade de viver mais e brincar com os netos, precisamos nos exercitar. Simples assim.

A falta de músculos e mobilidade afeta a vida como um todo, tanto o lazer quanto as atividades essenciais do dia a dia. Sem mobilidade e força, seremos dependentes. Então, se você fez o que eu pedi, fechou o livro, sentou-se no chão, mas não conseguiu se levantar, saiba que estão faltando esses dois componentes que mencionei, mobilidade e força, e quero que saiba que pode piorar no futuro. A minha intenção não é, de modo algum, assustar você. Tampouco gerar desespero. Por outro lado, quero provocar uma reflexão e mostrar a *importância do movimento* para que possamos viver melhor, tanto no presente quanto nos próximos anos ou décadas, independentemente da sua idade hoje. E isso engloba a saúde do coração, como você pode imaginar.

Talvez você se lembre de quando contei a história da paciente que é a minha garota-propaganda aos 78 anos. Se não ficou claro naquele momento, faço questão de reforçar: ela pratica atividade física diariamente. Tem mobilidade, independência e saúde. Ela me procurou para cuidar da saúde do coração, mas, depois que decidiu tomar atitudes nas mais diversas áreas da vida, incluindo a prática de atividade física regular, melhorou a saúde geral. Passou a ter mais força, mais mobilidade, e brinco que ela parece ter rodinhas no pé, porque está para cima e para baixo passeando, vendo as amigas, passando tempo com a família e por aí vai.

Outra história rápida: meu tio-avô Francisco morreu aos 95 anos. A vida dele, imagine você, é um exemplo clássico da importância dos exercícios físicos para a longevidade e a qualidade de vida. Tio Francisco morava em Minas Gerais, em uma cidade com muitas ladeiras, subidas e descidas. Lembro-me perfeitamente de que, quando ele tinha 91 anos, eu visitava a cidade e, mesmo sendo muito mais jovem, tinha dificuldade para acompanhá-lo andando pelas ruas. Ele era ágil, caminhava para todos os lados, ia à mercearia, passava no açougue, ajudava o asilo local e, na hora do almoço, voltava para casa. À mesa da cozinha, o seu almoço era um prato enorme, algo que até impressionava. Comida de verdade, como você pode imaginar. Era magro, cheio de energia e muito ativo. Tinha também as suas tarefas em casa, movimentava-se o dia inteiro e carregava objetos para todos os lados. Nisso tudo, algo que eu achava incrível era que esse ritmo de vida não era recente, mas, sim, um hábito que sempre teve. Nunca parou de se movimentar, de se exercitar, de comer bem. Como resultado, foi independente e autônomo até o fim.

Algumas semanas antes de escrever este capítulo, em 2025, notei que estavam circulando alguns vídeos nas redes sociais com imagens da cidade de Nova York em 1930.[82] Caso você não tenha visto, faço questão de descrever: nessa década, as pessoas caminhavam pelas ruas da cidade e, em comparação aos dias de hoje, o mais chocante é perceber como eram muito mais magras. Parecem

82 MARIANNA MEINBERG. [**Uma viagem no tempo: Nova York em 1930 vs. hoje**]. 14 nov. 2024. Instagram: mariannameinberg. Disponível em: https://www.instagram.com/mariannameinberg/reel/DÇWoZ2ARGDG/. Acesso em: 25 maio 2025.

mais saudáveis. É impossível ver sobrepeso. Não há. Todos parecem estar em forma.

Por quê? Por qual motivo isso está acontecendo? Além do fator alimentação, que comentei nos capítulos 6 e 8, o nosso corpo foi feito para se mexer. Somos mamíferos, somos seres que foram feitos para se mexer. E, quando respeitamos essa necessidade, colhemos os benefícios por muitos e muitos anos. Porém, infelizmente, a vida moderna tem nos afastado cada vez mais desse instinto natural.

Quer ver alguns exemplos básicos? Pare um momento e analise: tudo ao seu redor incentiva a falta de movimento, o sedentarismo. Em prédios, usamos elevadores para não subir escadas. No shopping, temos a escada rolante pelo mesmo motivo. Dirigimos carros ou pegamos transporte para percorrer distâncias longas ou curtas. Muitas vezes, não caminhamos nem até a padaria. Se saímos de casa, estacionamos o carro o mais perto possível do local, para evitar andar mais. No supermercado, utilizamos o carrinho e nem as sacolinhas com as compras carregamos, uma vez que o próprio carrinho vai até o carro, e basta fazer o movimento repetitivo de pegar e colocar no porta-malas.

Percebe? Estamos nos movimentando cada vez menos. Dentro de casa, o mesmo acontece. Se antes precisávamos nos levantar para trocar o canal da televisão, hoje temos o controle remoto. Para lavar e secar a roupa, hoje temos máquinas que já fazem isso automaticamente, poupando parte do movimento. Em vez de varrermos ou aspirarmos a casa, temos robôs que fazem isso por nós. Em vez de nos movimentarmos para abrir a janela, já existem automações com controle remoto que fazem isso. A vida moderna tem tornado o nosso movimento cada vez mais limitado.

Isso é um problema? Não necessariamente. É muito bom ter comodidade, poder parar de perder tempo com atividades repetitivas e aproveitar mais esses momentos com o que importa. Mas será que estamos mesmo aproveitando esses momentos com o que importa? E será que estamos compensando a falta de movimento com a prática de atividade física e exercícios que geram mobilidade, força e resistência? Algumas pessoas, sim, já perceberam o poder da atividade física para a saúde. Outras, infelizmente, não.

Praticar ou não atividade física, muito mais do que um hábito, é algo cultural. Fiquei impressionado quando fiz uma viagem à Suíça e percebi que faz parte da cultura local praticar atividades ao ar livre, entre crianças, adultos e até mesmo idosos. Quando estava lá, descobri que é completamente comum ver pessoas mais velhas participando de trilhas, carregando mochilas e encarando subidas e descidas íngremes. Fazem isso com disposição, com saúde, e é algo tão enraizado que um em cada três suíços (1,9 milhão de pessoas) se considera "caminhante ativo", com vinte caminhadas de três horas e meia (cada) por ano, totalizando cento e trinta milhões de horas de trilha anualmente[83] em um país que tem aproximadamente 65 mil km de trilhas que atendem aos mais variados níveis de dificuldade.[84]

Assim, se você for uma das pessoas que ainda não começaram ou não se convenceram dos benefícios da atividade física para a longevidade e a saúde do corpo e do coração, vamos aos fatos, estudos

---

83 HOFFMANN, G. Conhecer a Suíça a pé – em 62 mil km de trilhas. **Swissinfo.ch**, 23 maio 2009. Disponível em: https://www.swissinfo.ch/por/vida-e-terceira-idade/conhecer-a-su%C3%AD%C3%A7a-a-p%C3%A9-em-62-mil-km-de-trilhas/873852. Acesso em: 3 fev. 2025.

84 MISICKA, S. O que você precisa saber sobre caminhadas na Suíça. **Swissinfo.ch**, 19 set. 2019. Disponível em: https://www.swissinfo.ch/por/sociedade/caminhos-e-trilhas_o-que-voc%c3%aa-precisa-saber-sobre-caminhadas-na-su%c3%ad%c3%a7a/45240356. Acesso em: 3 fev. 2025.

e temas importantes relacionados a isso. Espero convencê-lo de uma vez por todas de que não há mais como adiar.

Em primeiro lugar, quero explicar que, para pacientes com ou sem nenhum tipo de doença cardiovascular, é fato que a atividade física reduz o risco de mortalidade com qualquer doença.[85] Em outro estudo, que analisou se existia relação entre a atividade física e a mortalidade variando com a idade, verificou-se que os exercícios estavam consistentemente associados a um risco menor de mortalidade em todas as idades, e o seu efeito protetor foi mais importante em pessoas com idade superior a 60 anos.[86]

Pesquisadores também perceberam que a atividade física reduziu em 24% o risco de mortalidade geral, em 29% o de mortalidade cardiovascular e em 11% o de mortes causadas por câncer. E indivíduos inativos, que começaram a praticar atividade física ao longo do tempo, tiveram menor risco de morte do que aqueles que permaneceram sedentários. Além disso, foi possível verificar que manter ou aumentar a atividade física ao longo do tempo resultou em mais longevidade, independentemente da regularidade no passado.[87] Ou seja, você até pode ser sedentário hoje, porém, se começar a praticar algo, se movimentar, verá benefícios em sua saúde daqui para a frente.

---

85 JEONG, S. W. *et al.* Mortality reduction with physical activity in patients with and without cardiovascular disease. **European Heart Journal**, v. 40, n. 43, p. 3547-3555, 2019. Disponível em: https://doi.org/10.1093/eurheartj/ehz564. Acesso em: 11 jun. 2025.

86 MARTINEZ-GOMEZ, D.; LUO, M.; HUANG, Y. Physical activity and all-cause mortality by age in 4 multinational megacohorts. **JAMA Network Open**, v. 7, n. 11, :e2446802, 2024. Disponível em: https://doi.org/10.1001/jamanetworkopen.2024.46802. Acesso em: 11 jun. 2025.

87 MOK, A. *et al.* Physical activity trajectories and mortality: population-based cohort study. **BMJ**, v. 365, l2323, 2019. Disponível em: https://doi.org/10.1136/bmj.l2323. Acesso em: 11 jun. 2025.

Avançando um pouco mais, outro estudo foi conduzido entre 1997 e 2019, para avaliar os benefícios da atividade física na redução de mortes por causas variadas, considerando diferenças entre homens e mulheres. Enquanto para mulheres o risco diminuiu 24%, para homens diminuiu 15%, e o maior benefício foi observado entre aqueles que praticaram aproximadamente trezentos minutos por semana de exercício moderado a forte; já mulheres puderam perceber muitos benefícios com apenas 140 minutos na semana. No que se refere ao coração e à relação benéfica entre a associação de exercícios de força, como musculação, e exercícios aeróbicos, como caminhada, o risco de problemas mais graves caiu 36% para mulheres e 14% para homens com exercícios aeróbicos, e 19% para mulheres e 11% para homens com atividades que envolviam fortalecimento muscular.[88]

É inquestionável que a atividade física proporciona incontáveis benefícios. Se você já apresenta problemas no coração, como doença arterial coronariana (DAC), e tem medo de praticar atividade física por conta dessa condição, existem evidências para você também, mostrando que pacientes com DAC que mantiveram um estilo de vida ativo tiveram redução significativa do risco de morte.[89]

Em outro momento, foi analisada a relação entre atividade física no lazer e no trabalho, problemas cardiovasculares adversos e mortes por todas as causas. Agora você já pode imaginar,

---

88 HONGWEI, J. *et al.* Sex Differences in Association of Physical Activity With All-Cause and Cardiovascular Mortality. **Journal of the American College of Cardiology**, 83, n. 8, p. 783-793, 2024. Disponível em: https://doi.org/10.1016/j.jacc.2023.12.019. Acesso em: 11 jun. 2025.

89 GONZALEZ-JARAMILLO, N. *et al.* Systematic Review of Physical Activity Trajectories and Mortality in Patients with Coronary Artery Disease. **Journal of the American College of Cardiology**, v. 79, n. 17, p. 1690-1700, 2022. Disponível em: https://doi.org/10.1016/j.jacc.2022.02.036. Acesso em: 11 jun. 2025.

QUER UMA VIDA COM MAIS SAÚDE PARA O CORAÇÃO, MAIS BEM-ESTAR, LONGEVIDADE E VIGOR? É PRECISO SE EXERCITAR.

A SAÚDE DO CORAÇÃO NA ERA DA ALTA PERFORMANCE

@dr.gustavomrodrigues

mas a frequência maior de atividade física nos momentos de lazer foi associada a menor probabilidade de problemas do coração e mortalidade geral, com 15% menos risco de problemas cardiovasculares e 40% menos risco de morte para quem pratica atividade física no lazer.[90]

Avaliando o treinamento de resistência especificamente — a musculação, que envolve a prática de exercícios de fortalecimento muscular —, observou-se que, para indivíduos com ou sem doença cardiovascular, o risco de morte diminuiu em 15% e o de doenças do coração, em 17%. Com trinta a sessenta minutos de atividade física de resistência, foi possível observar a redução máxima no risco de mortalidade, com melhora em pressão arterial, composição corporal e sensibilidade à insulina, bem como redução de indicadores de inflamação.[91]

Agora, quero tentar adivinhar o que você pode estar pensando: *Ok, dr. Gustavo, já entendi que atividade física é importante para pessoas com ou sem doença do coração, e também já compreendi que melhorará a saúde do meu corpo, do coração e aumentará a minha longevidade, mas qual é o recomendado? Como devo começar? Quanto devo fazer?* Vamos, então, a mais alguns números.

Em uma pesquisa voltada a avaliar a recomendação de atividade física para as pessoas considerando as modalidades aeróbica (caminhada, corrida) e de resistência (treino de fortalecimento),

---

90 HOLTERMANN, A. *et al.* The physical activity paradox in cardiovascular disease and all-cause mortality: the contemporary Copenhagen General Population Study with 104 046 adults. **European Heart Journal**, v. 42, n. 15, p. 1499-1511, 2021. Disponível em: https://doi.org/10.1093/eurheartj/ehab087. Acesso em: 11 jun. 2025.

91 PALUCH, A. E. *et at.* T Resistance Exercise Training in Individuals With and Without Cardiovascular Disease: 2023 Update: A Scientific Statement From the American Heart Association. **Circulation**, v. 149, n. 3, p. e217-e231, 2024. Disponível em: https://doi.org/10.1161/CIR.0000000000001189. Acesso em: 11 jun. 2025.

encontrou-se que o ideal é pelo menos 150 minutos por semana de atividade aeróbica moderada (uma caminhada mais rápida), 75 minutos por semana de atividade aeróbica intensa (como corrida) ou uma combinação entre ambas. Para os treinos de força, o recomendado é pelo menos dois dias por semana com intensidade moderada ou intensa, de modo que esse treino envolva grupos musculares distintos, como pernas, costas, braços, abdômen etc. E se você está em dúvida sobre fazer um ou outro (exercício aeróbico ou de força), saiba que os benefícios maiores são para quem pratica *ambos*.[92]

Nos últimos capítulos, optei por reunir todos os elementos que envolvem maior bem-estar e saúde do coração. Ao mesmo tempo que apresentava os fatos e as orientações, falei em diversos momentos sobre a prevenção de inúmeras outras doenças quando cuidamos melhor do nosso corpo. Aqui, no pilar da atividade física, você já sabe que seguimos o mesmo princípio: se você quer ter mais saúde, mais longevidade, mais autonomia, independência e bem-estar, precisa se movimentar, se exercitar. Se quer evitar ao máximo doenças como as do coração, diabetes, câncer de mama, de cólon, de próstata, de pulmão, doenças cardiovasculares, Alzheimer, obesidade, hipertensão, AVC, depressão, doença de Parkinson, osteoporose, artrite reumatoide, sarcopenia, asma e muito mais, a atividade física é um enorme aliado para a redução dos riscos.[93]

Eu poderia ficar mais algumas páginas citando artigos, explicando os fatos e apresentando os benefícios, mas acredito que, a

92 ZHAO, M. *et al.* Recommended physical activity and all cause and cause specific mortality in US adults: prospective cohort study. **BMJ**, v. 370, 2020. Disponível em: https://doi.org/10.1136/bmj.m2031. Acesso em: 11 jun. 2025.

93 LOBELO, F. *et al.* Routine Assessment and Promotion of Physical Activity in Healthcare Settings: A Scientific Statement From the American Heart Association. **Circulation**, v. 137, p. e495-e522, 2018. Disponível em: https://doi.org/10.1161/CIR.0000000000000559. Acesso em: 11 jun. 2025.

esta altura da jornada, isso já esteja bem claro. Diante de tudo, espero que você esteja dando a importância devida para o tema deste capítulo e, se não estiver se exercitando regularmente, que tome a decisão que mudará a sua vida hoje e amanhã. Sei que a sensação é de que temos cada vez menos tempo, e, com isso, muitas vezes esse pilar pode ficar como secundário na rotina.

Eu mesmo já pensei em algo parecido há alguns anos, porque, apesar de ser ativo e jogar tênis, houve uma época em que não fazia musculação. Comecei a perceber que estava sentindo algumas dores depois do treino. Dor no braço, dor no ombro, nas articulações. Ao analisar melhor o que estava acontecendo, percebi que, para mim, estava faltando o fortalecimento dos músculos. Comecei a frequentar regularmente a academia, ajustei o meu cronograma e adivinhe? Aquelas dores nunca mais apareceram. Hoje, olhando em retrospecto, confesso que eu nem sei o que fazia com o tempo "livre" em que não estava treinando musculação. Provavelmente estava ou trabalhando ou fazendo algo que não era tão importante quanto o que faço hoje. Agora, essas atividades são a minha prioridade, assim como deve ser para você também.

Se você tem uma rotina intensa, com trabalho, família e compromissos gerais, o meu conselho é que você comece procurando uma atividade de que goste. Pode ser aula de dança, pular corda, spinning, musculação, tênis, natação ou qualquer outra coisa que lhe gere prazer. Transformar a atividade física em um prazer diário é algo indispensável para que possamos dar o primeiro passo, caso ele ainda não tenha sido dado. Exercitar-se precisa ser algo agradável, precisa fazer bem para o corpo e a mente. Com isso, torna-se mais fácil ter regularidade e constância.

Os benefícios sobre os quais falamos aparecerão naturalmente. Alguns você nem perceberá, porque estará protegido de doenças mais graves; outros, contudo, serão quase palpáveis, como a melhora da mobilidade e da saúde mental, o controle de peso, a melhora do sono e muito mais. É totalmente uma relação ganha-ganha. Em todos os sentidos.

A partir dos 40 anos, é natural que comecemos a perder massa muscular, o que pode culminar em um problema denominado sarcopenia. Até os 70 anos, a perda de massa muscular é estimada em 8% por década, isto é, a cada dez anos que viver, você perderá em média 8% de toda a sua massa muscular.[94] Sem músculos, você sabe que não temos mobilidade, força e bem-estar. Então podemos concluir que músculos são a nossa aposentadoria. São eles que vão gerar autonomia para que possamos ir ao banheiro sozinhos, sem ajuda, aos 85 anos ou mais. São eles que vão garantir que não precisemos ir ao médico para cuidar da nossa saúde em uma cadeira de rodas por falta de força e mobilidade. São eles que vão garantir que possamos acompanhar a vida dos nossos filhos e netos, que possamos passear com nossos amigos e viver melhor.

Então, se você quer uma vida com mais saúde para o coração, mais bem-estar, longevidade e vigor, não há outra saída: é preciso se exercitar. Chegou o momento de colocar em prática tudo o que vimos. Lembre-se de que nunca é tarde para começar. Com o acompanhamento adequado, dependendo das limitações, a atividade

---

[94] CARVALHO, J. Perda de massa muscular: por que o melhor investimento para o futuro é começar a fazer uma reserva de músculos já. **G1**, 9 jan. 2024. Disponível em: https://g1.globo.com/saude/noticia/2024/01/09/perda-de-massa-muscular-por-que-o-melhor-investimento-para-o-futuro-e-comecar-a-fazer-uma-reserva-de-musculos-ja.ghtml. Acesso em: 23 maio 2025.

física é para todos. E um passo dado nesse pilar é um passo a mais em direção à saúde e à performance.

Mas não se esqueça de sempre fazer uma avaliação médica antes de iniciar a atividade. Muitas vezes, evidenciamos problemas ainda não tão claros. Isso é importante para a nossa segurança e prevenção.

Seu coração e a sua vida merecem esse cuidado. A decisão está nas suas mãos.

CAPÍTULO 12

NÃO NEGOCIE A SUA SAÚDE

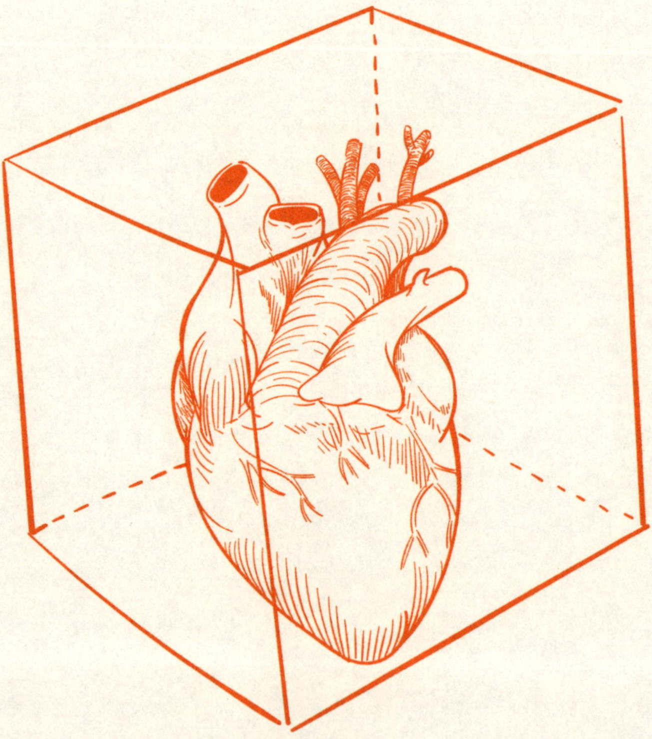

Existem muitos motivos para não negociarmos a nossa saúde. Há muitas razões que eu poderia citar para mostrar que a hora de dar o próximo passo é agora, mas a verdade é que falamos sobre tudo isso ao longo das últimas páginas. Expliquei todos os fatores que influenciam a saúde do coração, e você já sabe que, se os remédios resolvessem os nossos problemas, colocaríamos na água de toda a população. São as atitudes que precisam ser tomadas para iniciarmos o processo de "controle" da própria saúde. São as atitudes que melhoram tudo, incluindo a performance.

Talvez, ao chegar aqui, você esteja com medo, assim como eu fiquei quando percebi que existia um prognóstico muito ruim para o futuro do meu coração, considerando o meu histórico familiar. Meus dois avós passaram por cirurgias de ponte de safena, e o meu pai tem um stent. Nada animador, não é mesmo? Então imagine o medo que senti quando cheguei à vida adulta e percebi que precisava encarar a minha própria realidade: a genética. Foi nesse momento que decidi fazer o teste genético e pude confirmar o que eu já imaginava: a predisposição para as doenças cardiovasculares estava ali, documentada. Eu realmente tinha vários genes que ditariam esse futuro.

Então, a partir do dia da descoberta, fiquei com uma pergunta na mente: *Quando será a minha vez?* Essas palavras se repetiram por um tempo, e eu sabia que precisava acompanhar a minha saúde de perto. Estudei muito sobre o tema, mudei hábitos, tomei atitudes e finalmente chegou o dia em que eu faria uma angiotomografia para avaliar as minhas artérias coronárias e verificar como eu estava.

Hoje, posso afirmar com muita alegria e alívio: eu não tenho nenhuma obstrução. O chamado score de cálcio, que mede a quantidade de cálcio nas artérias e ajuda a prever riscos cardíacos, também estava zerado. Eu estava bem! Mas o que isso significa? E como foi possível? Significa que eu fiz a minha parte, que tomei as atitudes necessárias para promover a minha saúde cardiovascular. Ao cuidar da minha alimentação, praticar exercícios, dormir bem e manter a inflamação silenciosa sob controle, bem como cuidar de todos os outros fatores que discutimos ao longo do livro, consegui "desativar" essa predisposição genética. Fiz com que esses genes adormecessem.

Agora, imagine se eu tivesse hábitos ruins. Imagine se eu fumasse, fosse sedentário, tivesse sobrepeso ou não cuidasse da minha alimentação. O que aconteceria? Muito provavelmente, estimularia a expressão dos genes de problemas cardíacos e aumentaria o meu risco de desenvolver uma doença. Ou até o pior, perdendo a chance de ver a minha filha crescer.

No fim, provei para mim mesmo que o conhecimento e a ação fazem toda a diferença. E espero que você leia isso com a certeza de que também pode mudar as chances a seu favor. Seja a partir do acompanhamento com seu médico, seja a partir das mudanças daqui para a frente. Com a minha própria experiência, eu vivi na pele o poder das atitudes.

É claro que não tenho como garantir que permanecerei bem para sempre, até porque a nossa vida é finita independentemente da condição física, mas existe algo que está claro: na minha jornada, a partir do que eu expliquei para você nas últimas páginas, eu consegui inverter as estatísticas e ter uma vida muito melhor. Tenha certeza disto: é possível assumir o controle da própria saúde, blindar o coração e mudar o destino. E você já tem as ferramentas.

Então, agora só nos resta abordar dois fatores que acredito serem importantes para o fechamento da nossa jornada. Falarei sobre eles a seguir.

EPIGENÉTICA

Em 2003, a humanidade atingiu um feito que mudou tudo: decodificamos o genoma humano.[95] Até ali, acreditávamos que éramos escravos da genética, ou seja, se o meu avô e o meu pai fossem diabéticos, automaticamente eu estaria com o destino selado: certamente seria diabético. Essa era a visão predominante.

Com o mapeamento do genoma humano, descobrimos algo surpreendente: a ciência atual reforça que doenças crônicas surgem da interação entre genética e ambiente, ou seja, o que comemos, onde vivemos, os nossos hábitos, o estresse, a exposição a poluentes e outros fatores influenciam, sim, o modo como viveremos.[96]

A epigenética, para que você saiba, é o estudo das modificações dos genes sem que exista alteração na sequência do nosso DNA; isto é, os nossos genes estão ali, porém, temos a possibilidade de ativá-los ou silenciá-los. Tudo o que você faz no seu dia, como se alimenta, dorme, gerencia o estresse etc., tem influência direta

---

95 EVARISTO, B. *op. cit.*

96 FEINBERG, A. P. The key role of epigenetics in human disease prevention and mitigation. **The New England Journal of Medicine**, v. 378, n. 14, p. 1323-1334, 2018. Disponível em: https://doi.org/10.1056/NEJMra1402513. Acesso em: 11 jun. 2025.

na maneira como os seus genes se expressam. Para quem fuma, por exemplo, cada tragada do cigarro introduz substâncias tóxicas e impacta as células, modificando-as. Assim como você já aprendeu, o nosso corpo sabe exatamente o que fazer nesse caso. Ou ele vai reparar as células, ou vai matá-las. Mas, depois de algum tempo, elas podem sofrer mutação e causar doenças. O mesmo raciocínio vale para a alimentação e outros fatores que vimos.

A epigenética, portanto, está aqui para explicar o potencial de revolucionar a prevenção e o tratamento de diversas doenças, assim como as cardiovasculares.[97] Ela tem também o poder de influenciar alguns dos problemas mais importantes para a saúde do coração que vimos anteriormente, como resistência à insulina e a inflamação silenciosa,[98] já que genética e epigenética atuam de modos diferentes.

Tudo isso é possível por meio da mudança de estilo de vida. Hábitos saudáveis têm o poder de desativar a nossa predisposição a algumas doenças e proteger a saúde. Então esta é a boa notícia: a epigenética é maravilhosa, e você pode controlar os seus hábitos e a forma como alguns dos seus genes vão se expressar. Mas não é mágica, e ninguém fará isso por você. É necessário ter conhecimento e agir.

ESPIRITUALIDADE

Fiquei um tanto receoso e dividido sobre falar de espiritualidade, pois é um tema profundamente pessoal, e nem todas as pessoas

97 BACCARELLI, A. A.; ORDOVÁS, J. Epigenetics of Early Cardiometabolic Disease: Mechanisms and Precision Medicine. **Circulation Research**, v. 132, n. 12, p. 1648-1662, 2023. Disponível em: https://doi.org/10.1161/CIRCRESAHA.123.322135. Acesso em: 11 jun. 2025.

98 CONSTANTINO, S. *et al.* Epigenetic processing in cardiometabolic disease. **Atherosclerosis**, v. 281, p. 150-158, 2019. Disponível em: https://doi.org/10.1016/j.atherosclerosis.2018.09.029. Acesso em: 11 jun. 2025.

compreendem o quanto ela pode desempenhar um papel importante na saúde e no bem-estar dos indivíduos. O meu medo era abordar o tema e não conseguir chegar à essência da questão; contudo, por acreditar que você está aberto à argumentação e entenderá as minhas palavras, decidi que era um bom caminho para o fim da nossa jornada. É importante ressaltar que a espiritualidade não tem relação com religião.

Eu mesmo me questionei em alguns momentos sobre o poder da espiritualidade, porém posso afirmar que presenciei, mais de uma vez, coisas inacreditáveis, como pacientes em estado gravíssimo, sem nenhum tipo de prognóstico positivo, sobreviverem contra todas as previsões e ficarem completamente sem sequelas. O que explicaria? Destino, fé, um propósito maior? Não tenho as respostas, mas posso trabalhar com os fatos, e certamente a ciência vem explorando a conexão entre a nossa existência e a espiritualidade de modo a entender os efeitos que existem nessa relação.

É também fato que pacientes que possuem algum tipo de conexão espiritual tendem a seguir melhor as recomendações médicas, bem como tomar os seus remédios com regularidade e cuidar mais da própria saúde. Essa não é, inclusive, uma observação isolada, tanto que a Sociedade Brasileira de Cardiologia possui um grupo de estudo específico dedicado à espiritualidade e aos seus efeitos no tratamento de pacientes com doenças cardiovasculares.[99] Você sabia disso? Tamanha é a importância da espiritualidade.

Hoje, congressos internacionais e mesas-redondas já discutem a espiritualidade e como ela impacta a saúde cardiovascular e a longevidade. Veja que não estou falando de uma religião específica,

---

[99] DEPARTAMENTO EM ESPIRITUALIDADE E MEDICINA CARDIOVASCULAR. Disponível em: https://socerj.org.br/demca/. Acesso em: 5 fev. 2025.

crenças místicas ou curas milagrosas. Não é esse o ponto. Estou falando da espiritualidade e da conexão com algo maior, e de como isso pode contribuir para o bem-estar e a qualidade de vida.

Estudos já mostram que a espiritualidade tem relação com diminuição da frequência cardíaca, aumento do bem-estar, redução da ansiedade e depressão, além do aumento da esperança entre indivíduos com doenças cardiovasculares.[100] Além disso, níveis mais altos de espiritualidade foram associados positivamente à saúde cardiovascular para diminuir o risco e melhorar o bem-estar das pessoas.[101]

Portanto, como o meu objetivo sempre foi reunir o conhecimento para empoderar a sua saúde e melhorar a sua performance, não poderia deixar de abordar a espiritualidade como um fator que vale a pena ser considerado. Não quero impor uma visão, apenas mostrar que essa é também uma peça do quebra-cabeça gigantesco que estamos montando em direção à saúde. Essa peça, a espiritualidade, pode ser uma aliada na jornada rumo a uma vida mais saudável e equilibrada, para que você tenha mais saúde e consiga proteger o seu coração.

Por fim, para fecharmos, a pergunta que deixo é: o que você pode fazer a partir de agora para implementar mudanças? Vá aos poucos, mas não há mais como adiar. Agora você já tem todas as ferramentas necessárias para tomar atitudes, mesmo que isso signifique conversar com o seu médico, falar sobre os fatores que aprendeu

100 SERT, H. *et al.* Effectiveness of spiritual and religious interventions in patients with cardiovascular diseases: A systematic review and meta-analysis of randomized controlled trials. **Health Psychology**, v. 44, n. 2, p. 87-100, 2025. Disponível em: https://doi.org/10.1037/hea0001415. Acesso em: 11 jun. 2025.

101 CILONA, L. *et al.* Spirituality and heart failure: a systematic review. **Aging Clinical and Experimental Research**, v. 35, p. 2355-2361, 2023. Disponível em: https://doi.org/10.1007/s40520-023-02557-x. Acesso em: 11 jun. 2025.

e fazer novos exames. No que tange a você, à sua possibilidade de mudança, comece agora.

Um dia de cada vez, uma mudança de cada vez, espero ter incentivado a busca de um estilo de vida mais saudável. Então saiba: só você pode fazer isso. Faça!

CAPÍTULO 13

A SAÚDE DO CORAÇÃO NA ERA DA ALTA PERFORMANCE

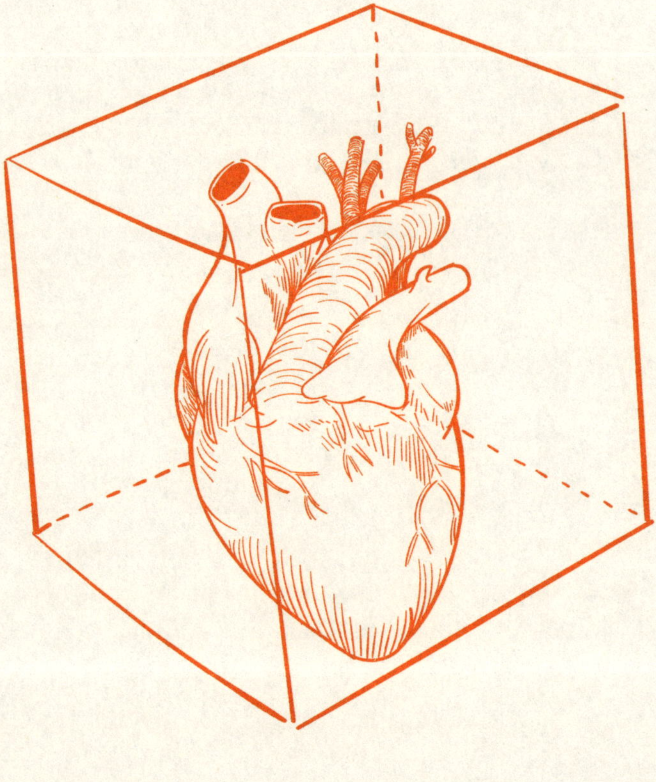

Um fato curioso é que, até alguns meses antes de terminar a escrita deste livro, ele não existia na minha mente. Fiz uma reunião e me perguntaram: "O seu sonho sempre foi escrever um livro?". Respondi, sem hesitar, que não, nunca havia sonhado com isso, mas algo aconteceu quando eu percebi que poderia transformar o meu conhecimento em uma ferramenta para ajudar outras pessoas a cuidarem melhor do próprio coração – e, consequentemente, da própria saúde.

Uma das coisas que mais amo fazer é ensinar. Para mim, dar aulas sempre foi incrível. Porém, ao longo dos últimos anos, cheguei à humilde conclusão de que o meu tempo é limitado, que, mesmo treinando outros médicos para que eles levem o conhecimento para dentro do consultório para auxiliar outras pessoas, ainda assim era pouco para a transformação que poderia gerar. Então, se é limitada a minha capacidade de atendimento aos pacientes para promover mudanças e os médicos que ensino também possuem a mesma capacidade limitada, a pergunta que ficava era: por que não falar diretamente com os pacientes, de modo a explicar o que explico no meu consultório e ensino para os meus alunos médicos?

Foi assim que a semente do livro foi plantada no meu coração e este projeto nasceu. Sem pretensão, mas com uma vontade imensa de fazer a diferença na vida das pessoas. Foi assim que eu percebi que existia uma missão ao escrever este livro e levar o conhecimento para que tantas pessoas pudessem cuidar do próprio coração. E se apenas uma pessoa, a partir do conhecimento e da leitura, fizer mudanças e melhorar a própria saúde, o meu propósito estará cumprido.

Não podemos nos esquecer de que, no mundo em que vivemos, ágil e incerto, manter a alta performance é importante para todos em qualquer esfera: trabalho, escola, família etc. Para isso, é imprescindível que a saúde, o nosso maior bem, receba a atenção que merece e siga alinhada; dessa forma, teremos energia suficiente para desempenhar os nossos melhores papéis sempre.

E para cuidar disso tudo, a nossa ferramenta é o conhecimento. Ele é poderoso, libertador, e nos fornece a possibilidade de fazer melhores escolhas e ajustar o que não esteja caminhando tão bem. Por estarmos em uma era que preza pela saúde e pela longevidade com bem-estar, o meu coração se encheu ainda mais de alegria ao compartilhar o que eu sei para que você possa tomar decisões mais adequadas. Isso não tem preço.

Acredito profundamente que temos obrigação de sermos felizes, porque é para isso que estamos aqui, mesmo que precisemos encarar desafios. E a felicidade, por sua vez, envolve a saúde. Com ela, você pode ser o melhor que gostaria, sem precisar depender de ninguém. Pode envelhecer com independência, autonomia e ter uma vida mais saudável, fazendo o que gosta, curtindo com a própria família, passeando com os amigos e sorrindo sem medidas.

Na minha opinião, isso é ter plena longevidade, pois não basta apenas viver até os 90 ou 100 anos; é preciso chegar lá bem, feliz e realizado. E precisamos chegar lá com a consciência tranquila, sabendo que tomamos boas decisões. A questão não é apenas ter qualidade de vida, e, sim, uma vida com qualidade. Aí reside a grande diferença entre os que vivem bem, com performance, e os que não conseguem.

Há algum tempo, li um trecho do livro do Bernardinho, ex-jogador e treinador de vôlei brasileiro, no qual ele diz que a vontade de se preparar tem que ser maior do que a vontade de vencer. E que vencer sempre será a consequência de uma boa preparação.[102] Ele comentava que, ao chegar em um jogo da final, para ele era importante ter a *certeza* de que havia feito tudo o que era possível. Porque, se você se preparou, se fez tudo o que podia, o resto é consequência.

E assim é na nossa vida, em todos os momentos. Não há nada mais prazeroso do que ter a certeza de que fizemos o que era possível, seja com a saúde do coração ou não. Com o conhecimento que você aprendeu, espero que faça tudo o que é possível. Que você passe os próximos meses, anos ou décadas tendo o alívio da certeza de que está fazendo o que precisa ser feito para cuidar de você, independentemente de idade ou fase.

Até porque nunca é tarde para nada. Nunca é tarde para procurar um médico que o ajudará a olhar os fatores que vimos aqui, nunca é tarde para começar a prestar atenção na inflamação silenciosa, nunca é tarde para cuidar do sono, da alimentação, e nunca é tarde para começar a praticar atividade física.

Na minha jornada, inclusive, tive uma virada de chave que aconteceu exatamente aos 39 anos. Uma ficha muito importante caiu para mim. Já tinha ouvido diversas pessoas comentarem que a vida realmente começa a partir dos 40 anos. Sempre duvidei, afinal, já tinha vivido tanto até ali. Porém, foi perto de completar 40 que finalmente compreendi que são as coisas simples que nos fazem

---

[102] BERNARDINHO. **Transformando suor em ouro**. Rio de Janeiro: Sextante, 2006.

felizes. São os carinhos, as pessoas importantes e o cuidado simples que temos conosco que nos permitem estar bem.

A saúde e a felicidade estão, sim, em poder se sentar em um fim de tarde para ver o pôr do sol com quem se ama. Em receber uma ligação do filho para contar como foi o dia e poder explicar o que tem feito ultimamente, com autonomia, independência e vivendo bem. São essas coisas simples a que me refiro. A saúde está no simples. Está no que podemos fazer de diferente e escolhemos mudar. E muitas vezes isso não é comprado com dinheiro, mas com atitudes tomadas ao longo dos anos.

Antes de encerrarmos, uma história rápida e conectada ao tema: algumas semanas antes de escrever este capítulo, no início de 2025, recebi uma ligação da minha filha. Ela estava no topo da Torre Eiffel, em Paris (França), e decidiu me ligar por vídeo para mostrar o que estava vendo. Achou impressionante a silhueta da cidade e quis compartilhar esse momento comigo. Chego a ficar emocionado só de lembrar, mas é a verdade. Para mim, poder compartilhar esse momento com a minha filha é uma vitória, afinal o meu prognóstico para doenças do coração não era animador.

Mas veja que poderoso. Hoje eu sei que posso fazer diferente e o que é preciso para diminuir os riscos, blindar o meu coração e cuidar de mim. Assim como você também já sabe. Você já sabe os principais pilares que ajudam a elevar a saúde, cuidar do coração e se prevenir de outras doenças. Sabe como caminhar em direção ao futuro e ter a certeza de que fez o necessário para viver não apenas melhor, mas bem. Com saúde, autonomia e independência.

Desejo a você uma jornada de muita saúde e, também, como consequência, alta performance em tudo o que optar por fazer. Tome atitudes, promova mudanças, modifique o que for preciso e cuide de você. Há um futuro maravilhoso que você pode construir a partir de agora. Espero que esteja decidido a fazer isso pela sua melhor vida.

Um forte abraço!

Este livro foi impresso
pela gráfica Bartira em
papel pólen bold 70 g/m²
em agosto de 2025.